Pascal Voggenhuber

Love Yourself

PASCAL VOGGENHUBER

Love Yourself

Weil DU der wichtigste Mensch
in deinem Leben bist

Giger

Weitere Informationen zum Verlag finden Sie
unter www.gigerverlag.ch

1. Auflage 2019

Telefon 0041 55 442 68 48
Lektorat: Lektorat: Josef K. Pöllath M.A.
Umschlaggestaötung: Hauptmann & Kompanie Werbeagentur, Zürich
Fotos der Zwischentitel: shutterstock
Layout und Satz: Roland Poferl Print-Design, Köln
Druck und Bindung: Finidr, ????
ISBN 9783907210024

Inhalt

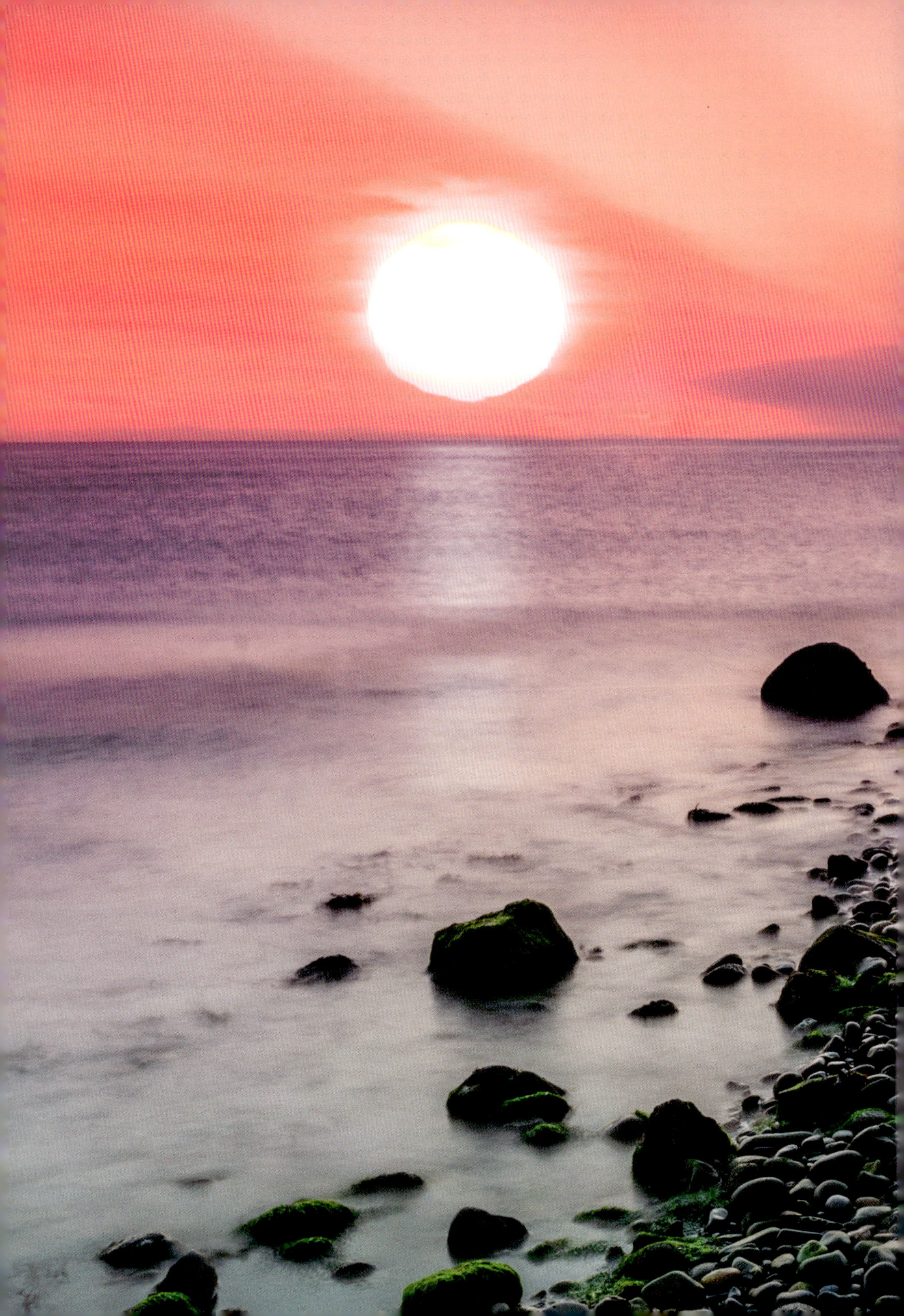

Einleitung

Im April 2019 saß ich wieder einmal vor meinem PC, um ein neues Buch zu schreiben. Dieses Buch hat eine etwas andere Form als meine bisherigen. Es ist kein Buch nur zum Lesen, sondern eines zum Ausprobieren und Üben. Ich versuche, dich auf ganz einfache Weise zu animieren, die Übungen in deinen Alltag zu integrieren, damit deine Selbstliebe aktiviert wird und es effektiv ist. Insofern befriedigt das Buch nicht nur dein theoretisches Wissen über die Selbstliebe, sondern es hilft dir, all das, was du schon weißt und was du mit dem Buch lernst, leicht umzusetzen und praktisch anzuwenden. Denn nur so erhältst du einen wirklichen Mehrwert durch dieses Buch.

Für alle, die von mir noch nichts gelesen haben oder die noch nie auf meiner Homepage waren, darf ich anmerken: Ich versuche, alle Übungen logisch, klar, integrierbar und ohne esoterisch-spirituelle Methoden zu beschreiben. Ich möchte dir nicht einfach nur wohlklingende Worte ins Bewusstsein pflanzen und dich damit verunsichern, sondern dir Werkzeuge an die Hand geben, die funktionieren. Vielleicht erscheinen dir diese Tools manchmal sogar ein wenig zu einfach und nüchtern. Ich möchte dich dennoch dazu ermuntern, sie einfach auszuprobieren, dann wirst du schnell feststellen, ob sie sich umsetzen lassen oder nicht. Eines solltest du allerdings nicht tun, und zwar dieses Buch nur lesen. Denn Lesen allein hilft dir nicht dabei, dich selbst zu lieben.

Ich habe mich in den letzten Jahren intensiv mit dem Thema *Selbstliebe* auseinandergesetzt, und ich gebe zu: Mir persönlich waren viele Konzepte, die ich dabei kennenlernte, zu esoterisch, nicht nah genug am Menschen. Deswegen habe ich mehr und mehr einen Bogen um diese anderen Konzepte gemacht. Als ich 2014 dann mein Buch *Enjoy this Life®* herausgebracht habe und mit vielen Menschen mit den dort bschriebenen Methoden in Seminaren und Online-Kursen zu arbeiten begann, fiel mir auf, dass viele Leute gerade beim Thema *Selbstliebe* ins Straucheln kamen. Selbst etliche Coaches und Teilnehmer von einschlägigen Seminaren, die häufig von Selbstliebe reden, sind real sehr weit weg davon, sich selbst wirklich zu lieben, weil es ihnen offenbar schwerfällt, die Selbstliebe in ihr Leben zu integrieren, daher habe ich dieses Thema aufgegriffen. Das Thema Selbstliebe ist so zentral und letztendlich so hilfreich, dass ich beschlossen habe, nicht einfach nur ein Buch zu *schreiben*, sondern einen Guide mit praktischen Übungen und weiterführenden Fragebogen zu entwickeln. Dabei ist ein Buch entstanden, das dir das Thema auf einfache und bodenständige Weise nahebringt. Ich glaube nämlich, dass jeder lernen kann, sich selbst mehr zu achten und zu lieben, dass wir oft nur eine falsche Vorstellung davon haben, was Selbstliebe genau ist und wie heilsam sie sein kann für unser Leben. Ich lade dich ein, dich mit mir auf eine Reise zu begeben, bei der wir gemeinsam die Liebe zu uns selbst entdecken und kennenlernen und sie immer stärker in unser Leben integrieren. Bist du dazu bereit? Ich danke dir für dein Vertrauen. Los geht es!

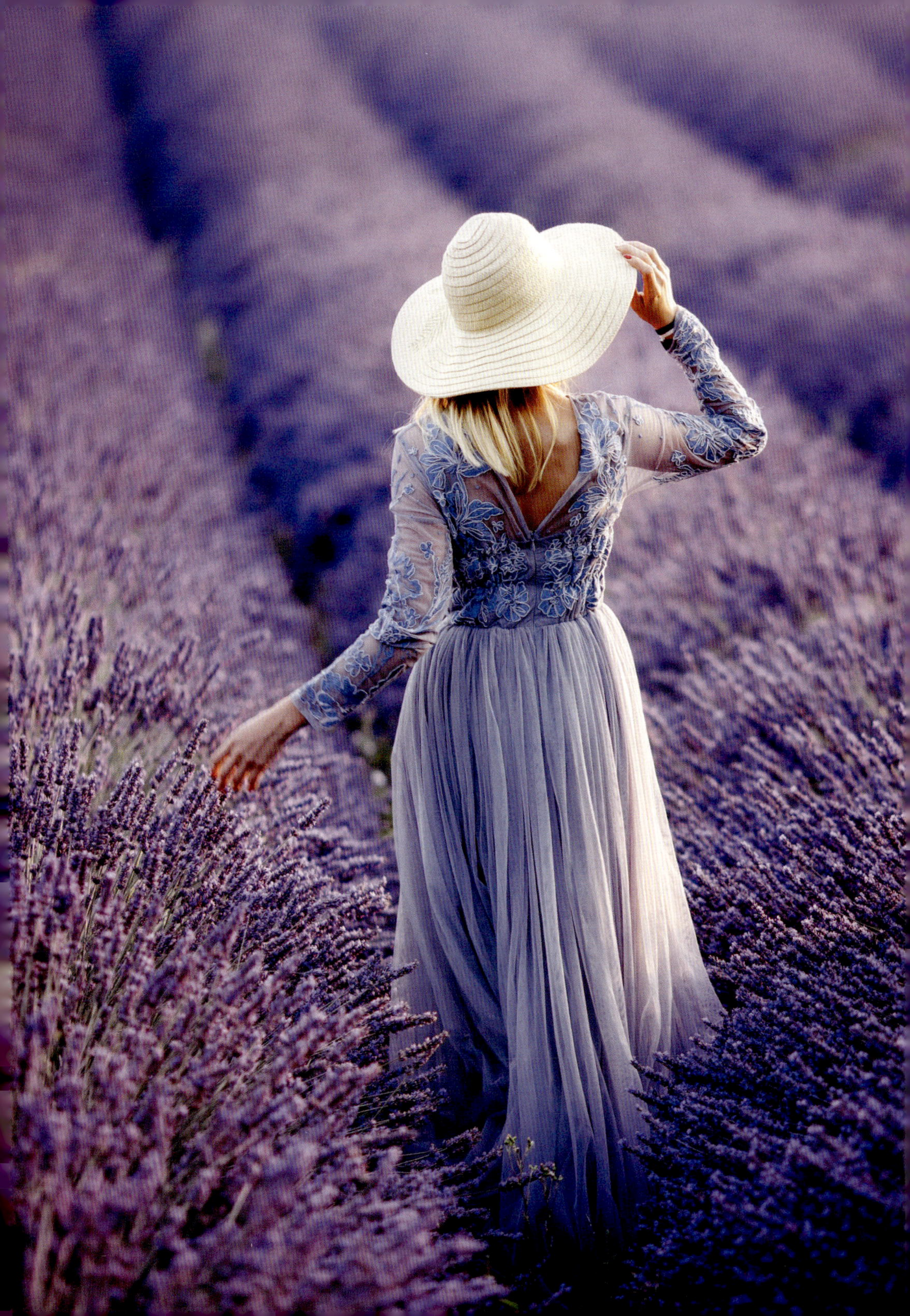

Warum du der wichtigste Mensch in deinem Leben bist

Als Erstes solltest du dir bewusst machen, dass du der wichtigste Mensch in deinem Leben bist. Ich fordere dich auf, alles zu tun, um endlich glücklich und zufrieden mit dir selbst zu werden. Beginne dich zu lieben! Du hast es verdient! Sich selbst an die erste Stelle zu setzen, ist nicht egoistisch. Es ist deine Pflicht, dich als das Wichtigste zu sehen und zu erleben. Werde dir einmal bewusst, wie oft du dich für andere Menschen opferst und dich hinten anstellst, zum Beispiel für deine Kinder, für deinen Partner, deine Freunde, Verwandte, den Chef oder einfach für Menschen aus deinem Umfeld.

Warum machen wir das? Im Grunde genommen, weil wir uns in Wahrheit nicht selbst lieben. Wir denken, wenn wir für andere da sind, wenn wir alles für andere geben, dann sind wir wichtig und erhoffen unbewusst, deswegen Anerkennung zu bekommen. Welche Muster dabei eine Rolle spielen, darauf komme ich später zurück. Bei genauer Betrachtung müssen wir feststellen, dass viele von uns so erzogen wurden, ein »guter« Mensch zu sein, der vieles gibt, wenig erwartet und immer für andere und alle da ist. Doch dabei vergessen wir uns selbst und versuchen, mit noch mehr Aufopferung die Leere, die langsam immer mehr in uns entsteht, wieder zu füllen. Doch das funktioniert auf lange Sicht nicht. Schau dir einmal ganz bewusst die Menschen in deinem Umfeld an! Fällt dir auf, dass die meisten Menschen total ausgebrannt sind? Dass ihnen das Leuchten, die Ausstrahlung fehlt? Der Glanz in den Augen? Mir persönlich fällt das sofort auf. Wenn ich ehrlich bin, gab es auch in meinem Leben immer wieder Phasen, in denen die Liebe zu mir selbst zu wünschen übrig ließ. Ich fühlte mich oft leer und ausgelaugt, und eines Tages machte ich einen Deal mit mir selbst: Ich versprach mir, dass ich ab sofort der wichtigste Mensch in meinem Leben bin. Ich schloss im Grunde genommen einen Vertrag mit mir selbst und nahm mir vor, alles in meinem Leben zu tun, um erfüllt zu sein und darauf zu achten, dass ich mich selbst so annehme, wie ich bin und mich selbst liebe! Das war nicht immer leicht! Eines aber kann ich dir verraten: Es hat sich gelohnt! Und vertraue mir: Auch wenn es für dich nicht immer leicht sein wird, es ist möglich, sich selbst zu lieben! Wenn du dazu bereit bist, dann nimm dir ein paar Minuten Zeit und unterschreibe diesen Vertrag:

Vertrag

1. Ich gebe mein Bestes, um mich selbst mehr zu lieben und zu achten.
2. Auch wenn ich Rückschläge erleide, stehe ich immer wieder auf und mache weiter.
3. Mir ist bewusst, dass es nicht immer leicht sein wird, dennoch lasse ich mich darauf ein.
4. Mir ist bewusst, dass ich mich selbst lieben darf und dass dies ein Geburtsrecht ist.
5. Glücklich und erfüllt zu sein, gehört ab heute zu meinem Leben.
6. Selbstliebe ist ein wunderbares Gefühl und mehr als nur ein Wort.
7. Auch wenn ich nur kleine Schritte mache, gehe ich dennoch langsam Schritt für Schritt vorwärts.
8. Die Vergangenheit kann ich nicht mehr ändern. Deswegen beginne ich, mich ab heute selbst mehr zu lieben und zu achten, damit ich zukünftig mein Leben positiv gestalten kann.

9. Ich bin es mir wert, und deswegen unterschreibe ich diesen Vertrag.
10. Ab heute beginnt mein neues Leben. Ein Leben in Liebe zu mir selbst!

Enge, 4.1.22

Ort, Datum, Unterschrift

Ich hoffe, du hast den Vertrag unterschrieben. Es soll einfach ein symbolischer Akt sein, um dich daran zu erinnern, dass du es wirklich ernst meinst mit deiner Selbstliebe und dass du bereit bist, wirklich aktiv etwas an deinem Leben zu verändern. Ich glaube, die meisten Menschen haben nur ein Problem, und zwar, dass sie einfach nicht aktiv werden, sondern irgendwo in der Theorie hängen bleiben. Ich wünsche mir von dir: Lies dieses Buch nicht nur, sondern wende es Schritt für Schritt praktisch an. Dann wirst du schon nach wenigen Tagen feststellen, dass sich dein Leben zu verändern beginnt.

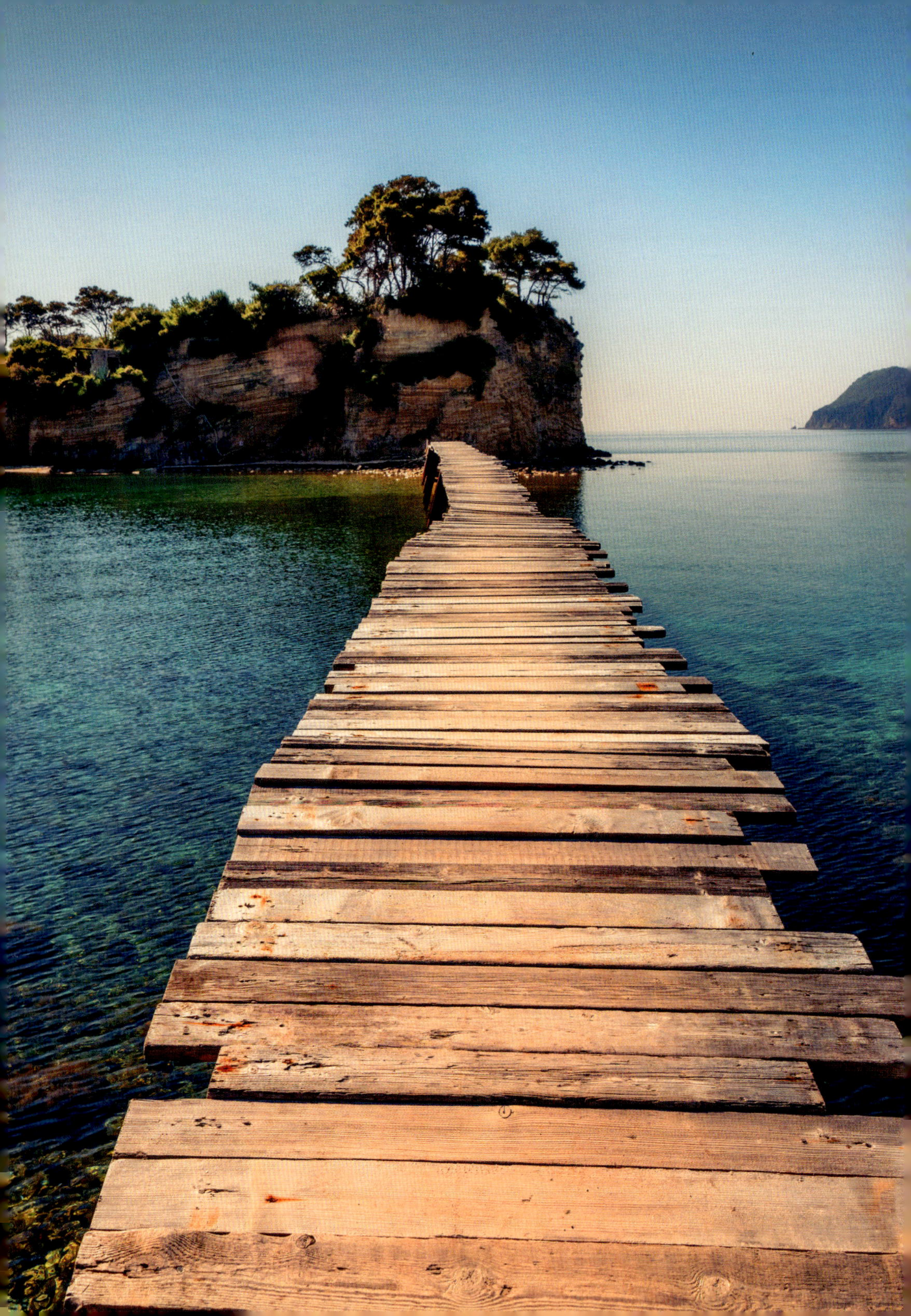

Glaubenssätze,
die schon in
der Kindheit
entstanden sind

Ich bin überzeugt, dass der Grund, warum viele Menschen Mühe haben, sich selbst zu lieben, in ihrer Kindheit zu suchen ist. Weil wir als Kind durch die Erziehung nicht gelernt haben, uns selbst zu lieben, sondern vielmehr Muster mitbekommen haben, die uns als Erwachsene sogar daran hindern, uns zu lieben. Die meisten Erwachsenen haben tief verankert das Muster in sich: »Liebe gegen Leistung!« Nur wer gibt, wer brav und angepasst ist, wer viel tut, der wird von seinen Eltern geliebt und anerkannt.

Mir geht es nicht darum, unsere Eltern anzuprangern, sondern darum, dir bewusst zu machen, woher diese Muster kommen, nach denen du lebst. Mir ist bewusst, dass die Eltern vieles nicht mit Absicht gemacht haben. Sie haben es einfach nicht besser gewusst. Dennoch ist es wichtig, dass wir uns unsere Kindheit genau anschauen.

Viele Erwachsene wollen unbewusst immer noch Mamis bzw. Papis Liebling sein. Wurde dir als Kind von den Eltern gesagt: »Wenn du den Teller schön leer gegessen hast, bekommst du etwas Süßes«, und du daraufhin artig aufgegessen hast, bekamst du den erwünschten »Lohn«, die Bestätigung.

Solche und ähnliche harmlose Sätze hast du sicher auch gehört oder sogar selbst verwendet. Im Grunde lernen Kinder dabei, dass sie nur dann geliebt werden, wenn sie etwas leisten. Auch wurde ihnen oft gesagt: »Weil du ein braver Junge bzw. ein braves Mädchen warst und schön gegessen hast, bekommst du eine Belohnung.«

Ich gebe zu, dass auch ich mich manchmal dabei erwische, wie ich zu meinem Sohn solche Sätze sage. Und das, obwohl mir bewusst ist, dass das bei meinem Sohn destruktive Glaubenssätze auslösen kann. Andere Glaubensätze, die wir oft in der Kindheit gehört und die unsere Selbstliebe negativ beeinflusst haben, waren:

- Setz dich jetzt still hin, und sei ein braves Mädchen (ein braver Junge).
- Ein braves Mädchen (ein braver Junge) tut so etwas nicht.
- Sprich nicht dazwischen, wenn Erwachsene reden.
- Wenn du deine Hausaufgaben schön machst, bekommst du ein …
- Wenn du jetzt nicht brav bist, kehren wir um und gehen wieder nach Hause.
- Wenn Erwachsene reden, hast du still zu sein.

- Erst wenn du groß und stark bist, darfst du dieses oder jenes machen.
- Nur wenn du mich lieb umarmst, bekommst du …
- Das verstehst du nicht, da bist du noch zu klein.
- Das kannst du nicht. Du bist noch zu klein, zu schwach, zu jung dazu.
- So lange du deine Füße unter meinen Tisch stellst, hast du dich an die Regeln zu halten.

Vielleicht sind einige dieser destruktiven Glaubenssätze nur schwer zu ersetzen, wenn wir selbst auch Kinder erziehen müssen. Doch es lohnt sich, dir als Mutter oder Vater bewusst zu machen, welche Glaubenssätze du deinen Kindern mitgibst. Vielleicht stellst du dabei fest, dass du exakt jene Sätze verwendest, die deine Eltern auch zu dir gesagt haben. Wir können solche Glaubenssätze nur dann erfolgreich auflösen und verändern, wenn wir uns diese bewusst machen. Das ist sehr wichtig. Denn dann ist alles keine Hexerei mehr.

Einige Glaubenssätze hast du auch selbst gebildet, zum Beispiel, wenn du dich als Kind ungeliebt gefühlt hast, oder wenn du das Gefühl hattest, dass dir niemand zuhört. Durch Wiederholung einer bestimmten Situation oder eines Gefühls entsteht dann ein Glaubenssatz, z. B.: »Niemand interessiert sich für mich!« Ein solcher Glaubenssatz kann sich durch dein gesamtes Leben ziehen. Nimm dir deswegen einmal dreißig Minuten Zeit, um deine Glaubenssätze aufzuspüren. Mach das unbedingt, bevor du hier weiter liest.

Noch ein Tipp, der dir hilft, deine Glaubenssätze aufzuspüren: Sei dir bewusst, dass alte Überzeugungsmuster noch längst nicht der Vergangenheit angehören, nur weil du erwachsen bist. Im Gegenteil! Glaubenssätze wirken oft ein Leben lang, aber nur, wenn sie unerkannt bleiben und nicht bearbeitet werden. Deswegen ist es deine Aufgabe, deinen *Lieblingssätzen* auf die Schliche zu kommen, sie zu enttarnen und freizulegen und sie dann objektiv zu hinterfragen. Folgende Fragen können dir helfen, deine unbewussten Glaubensätze zu erkennen:

- Welche Verallgemeinerungen benutzt du häufig (zum Beispiel: »Alle Männer wollen nur das eine!« Oder: »Niemand nimmt mich ernst!«)?
- Welche Redewendungen und Sprüche hast du oft in der Familie oder von Freunden gehört (zum Beispiel: »Geld stinkt nicht!« Oder: »Männer weinen nicht!« Oder: »Das Leben ist hart und ungerecht!«)?

Beispiele gängiger Glaubenssätze

- Was ich sage, ist unwichtig.
- Was mich wertvoll und wichtig macht, ist, dass andere gut von mir denken.
- Es ist mir wichtig, was die anderen über mich denken.
- Das kann ich nicht.
- Dafür bin ich viel zu alt.
- Dafür bin ich zu dumm.
- Ich genüge den Ansprüchen nicht.
- Nur was man anfassen und sehen kann, ist real.
- Ich darf meine Gefühle nicht zeigen, sonst werde ich verletzt.
- Ein Junge weint nicht.
- Ein Indianer kennt keinen Schmerz.
- Ich bin nichts wert.
- Ich bin zu nichts zu gebrauchen.
- Ich bin unwichtig.
- Ich brauche niemanden, ich schaffe das auch allein.

- Wenn ich einmal Hilfe brauche, ist niemand da.
- Ich schaffe das alles nicht.
- Ich bin ein Versager.
- Ich bin nicht gut genug.
- Was mich nicht umbringt, macht mich stärker.
- Ich habe ohnedies nie Glück.
- Niemand liebt mich, weil ich zu dick (zu dünn, zu dumm) bin.
- Männer wollen immer nur das eine.
- Es ist egoistisch, mich an die erste Stelle zu setzen.
- Meine Gefühle (Gedanken) interessieren ohnehin niemand.
- Niemand hört mir zu.
- Niemand mag mich.
- Das war schon immer so.
- Ich bin unattraktiv.

Notiere dir hier deine persönlichen Glaubenssätze

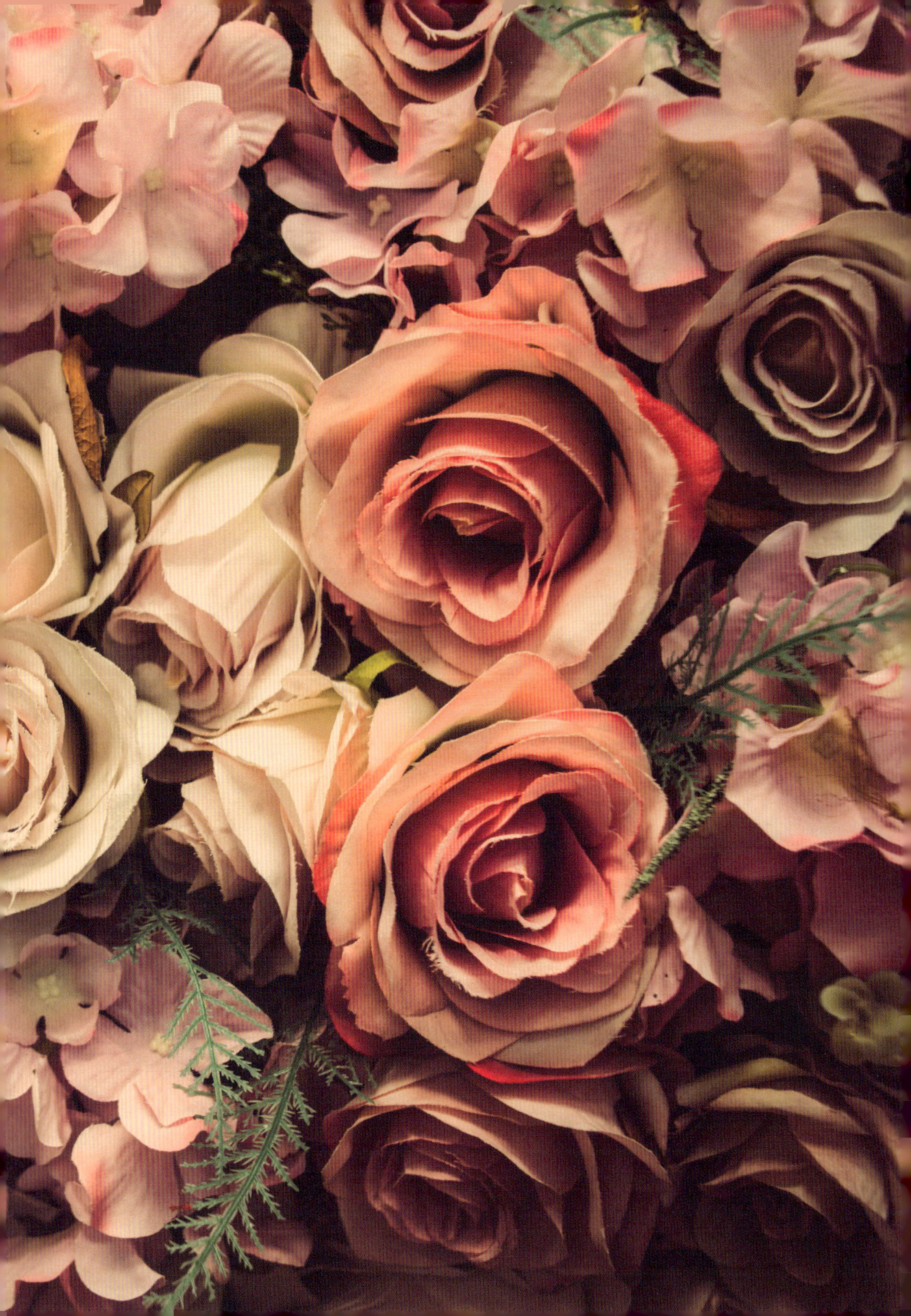

Glaubenssätze auflösen

Ich hoffe, du hast dir wirklich Zeit genommen und ein paar Glaubenssätze gefunden, damit du sie auflösen kannst. Den wichtigsten Schritt hast du schon gemacht. Die meisten Glaubenssätze sind nur wirklich wirksam, so lange sie unerkannt bleiben. Oft reicht es, sich diese nur bewusst zu machen, sie zu hinterfragen und sie damit aufzulösen. Schau dir deswegen deine Glaubenssätze genau an und beginne, sie logisch zu hinterfragen. Überlege dir, ob diese Aussagen wirklich stimmen. Nehmen wir einmal an, der Glaubenssatz »Niemand mag mich!« trifft deiner Meinung nach für dich zu. Sei nun ganz ehrlich mit dir! Trifft das wirklich zu? Gibt es tatsächlich niemand, der dich mag? Wenn du dich kritisch hinterfragst, wirst du sehr schnell feststellen, dass dieser Glaubenssatz unsinnig ist, dass er einfach nicht stimmt. Er ist irgendwann entstanden und entspricht in keiner Weise der Realität. Hinterfrage nun bitte jeden Glaubenssatz, den du dir notiert hast. Lass keinen Glaubenssatz aus. Versuche nun herauszufinden, wann und in welcher Situation sich dieser Glaubenssatz in dein Unterbewusstsein geschlichen hat.

- Wann hast du dich ungeliebt gefühlt?
- Wann ist der Satz entstanden?
- Hat wirklich jemand diesen Satz einmal zu dir gesagt?

Überlege, ob es eventuell Situationen gab, in denen der Satz vielleicht nur teilweise zutraf, jedoch nicht dein gesamtes Leben betraf. Wenn dir das klar geworden ist, kannst du diese Sätze einfach loslassen. Werde dir darüber klar, *wie* dieser Glaubenssatz entstanden ist. Das ERKENNEN ist ein erster großer Schritt zur Heilung.

Werde dir bewusst, dass du selbst immer wieder den Fokus auf deine Überzeugungen legst, d. h., du suchst bewusst oder unbewusst immer wieder Situationen in deinem Umfeld oder bei dir selbst, die genau diese Glaubenssätze bestätigen. Du wirst sicher dabei fündig, jedoch nur, weil du deinen Fokus darauf gelegt hast. Und damit ziehst du exakt solche Situationen an und nimmst auch nur diese wahr.

Die Lösung des Problems ist, genau das Gegenteil zu machen: Leg deinen Fokus auf Situationen, in denen es genau anders herum ist, egal ob bei dir oder bei anderen. Auf diese Weise wirst du deinen Fokus und deine Resonanz verändern. Das ist am Anfang sicher nicht leicht, wenn du es jedoch versuchst, wirst du schnell feststellen, dass es möglich ist.

Du kannst also im zweiten Schritt bewusst nach Beweisen suchen, die deine alten Glaubenssätze widerlegen. Wenn du zum Beispiel seit Jahren überzeugt bist, dass *dich niemand liebt* und du deinen Fokus darauf gerichtet hast, dass dich niemand mag oder dich niemand liebt, dann wird es Zeit, diese Überzeugung zu widerlegen.

Versuche dich daran zu erinnern, wann jemand etwas Nettes zu dir gesagt hat.

- Wann hat dich jemand angelächelt?
- Wann hat dir jemand etwas Gutes getan?
- Wann hat dir jemand eine Freude bereitet?

Bestimmt erinnerst du dich dabei an mehrere Situationen, die dir zeigen, dass dein Glaubenssatz einfach nicht stimmt, dass er auch nicht annähernd der Realität entspricht. Nimm dir für die Reflexion ausreichend Zeit und wähle dabei ganz bewusst Situationen aus, die deine Glaubenssätze widerlegen. Notiere dir dazu die wichtigsten Erkenntnisse:

Ab sofort wirst du einen neuen Glaubenssatz haben, der lautet: »Bei vielen Kleinigkeiten stelle ich fest, dass Menschen mich mögen, schätzen und lieben.«

Am besten ist es, wenn du dir für jeden destruktiven Glaubenssatz einen neuen, positiven Glaubenssatz überlegst und ihn formulierst. Dann passiert etwas Spannendes: Dein Fokus verändert sich, und du wirst immer mehr Situationen erleben, die deine neuen positiven Glaubenssätze bestätigen. Es braucht allerdings ein bisschen Disziplin, den Fokus auf die positiven Glaubenssätze zu legen. Doch mit der Zeit wird es immer leichter, und du wirst feststellen, wie deine destruktiven Glaubenssätze langsam überschrieben oder neutralisiert werden.

Manchmal halten sich allerdings Überzeugungen hartnäckig, vor allem solche, die in größeren Krisen aktiviert werden. Doch du kennst mittlerweile deine destruktiven Überzeugungen und kannst sie identifizieren. Dann sag einfach: »Stopp!« Und mach dir bewusst, dass sie nicht der Realität entsprechen. Du hast lediglich deinen Fokus gerade falsch ausgerichtet. Ändere deinen Fokus und damit dein Leben! Egal, welche Glaubenssätze dich negativ beeinflussen, ändere sie! Korrigiere sie! Widerlege sie! Beweise dir selbst, dass diese Glaubenssätze nicht (mehr) aktuell sind, damit du sie aus Überzeugung loslassen kannst. Es ist nicht hilfreich, deine negativen Gedankenmuster nur ins Positive umzuwandeln. Du musst dir selbst glauben können. Also suche nach Beweisen und überzeuge dich selbst!

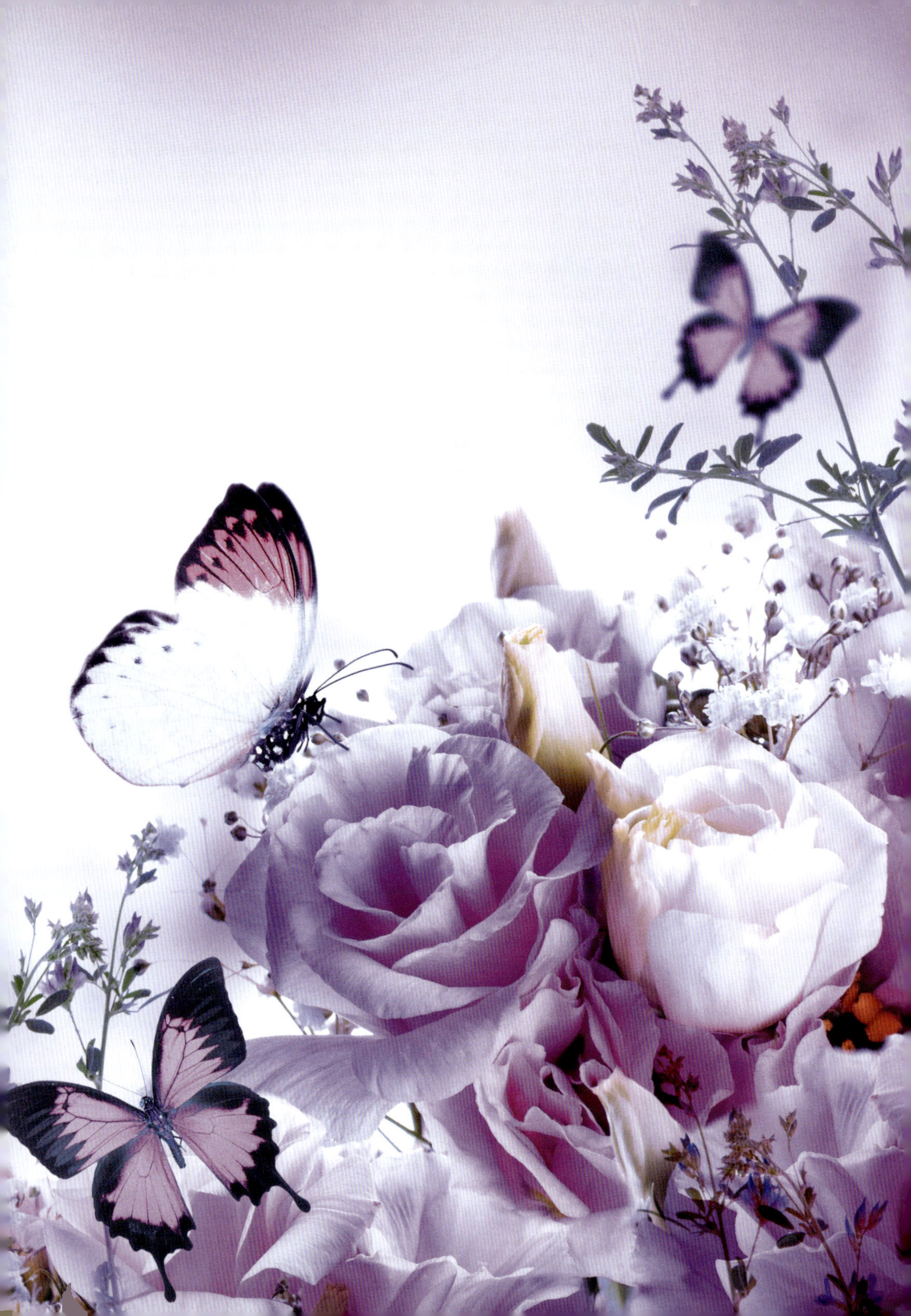

Negative Glaubenssätze umschreiben

Beispiele für negative Glaubenssätze

- ***Was ich sage, ist unwichtig***

  Umschreibung: Es gibt Menschen, die mir gern zuhören! Denn was spannend ist, hängt nicht nur vom Thema ab, sondern ebenfalls davon, ob sich mein Gegenüber dafür interessiert. Es gibt auch Menschen, die dieselben Interessen haben, und denen ist meine Sicht wichtig.

- ***Ich bin unattraktiv***

  Es gibt Menschen, die mich attraktiv finden. Attraktivität empfindet jeder individuell und anders. Deshalb gibt es viele Menschen, die mich schön finden.

Wenn du deine negativen Überzeugungen erkannt und als unwahr enttarnt hast, kannst du deine Glaubenssätze neu und positiv formulieren bzw. sie ändern. Wenn du verstanden hast, worum es geht und umgesetzt hast, was ich oben beschrieben habe, bist du bereits einen großen Schritt näher an deiner

Selbstliebe. Ich liebe es immer noch, wenn mir plötzlich Glaubenssätze bewusst werden, und ich verspreche dir, dass du solche Glaubenssätze mit der Zeit problemlos erkennst und sie sofort schnell entlarven und sicher auflösen kannst. Es macht mit der Zeit richtig Spaß, weil man immer besser wird und immer schneller sieht, wie sich das Leben positiv verändert, sobald man den Fokus darauf lenkt.

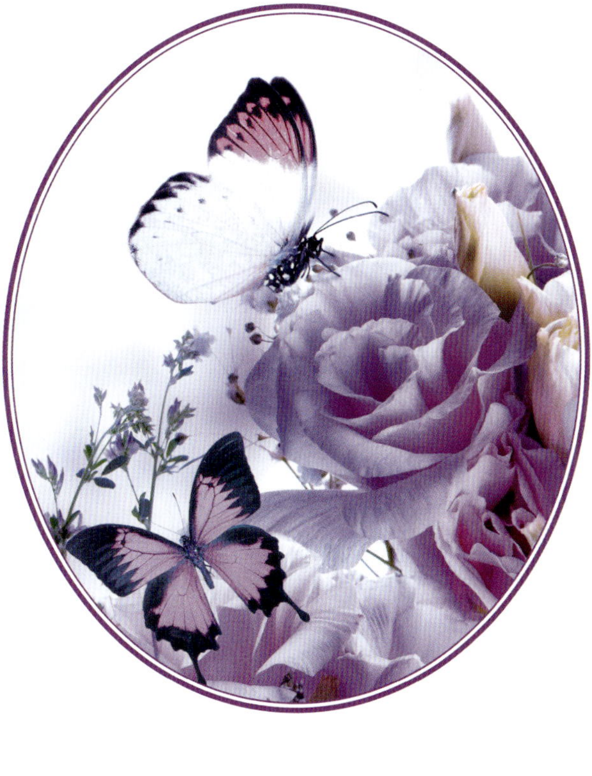

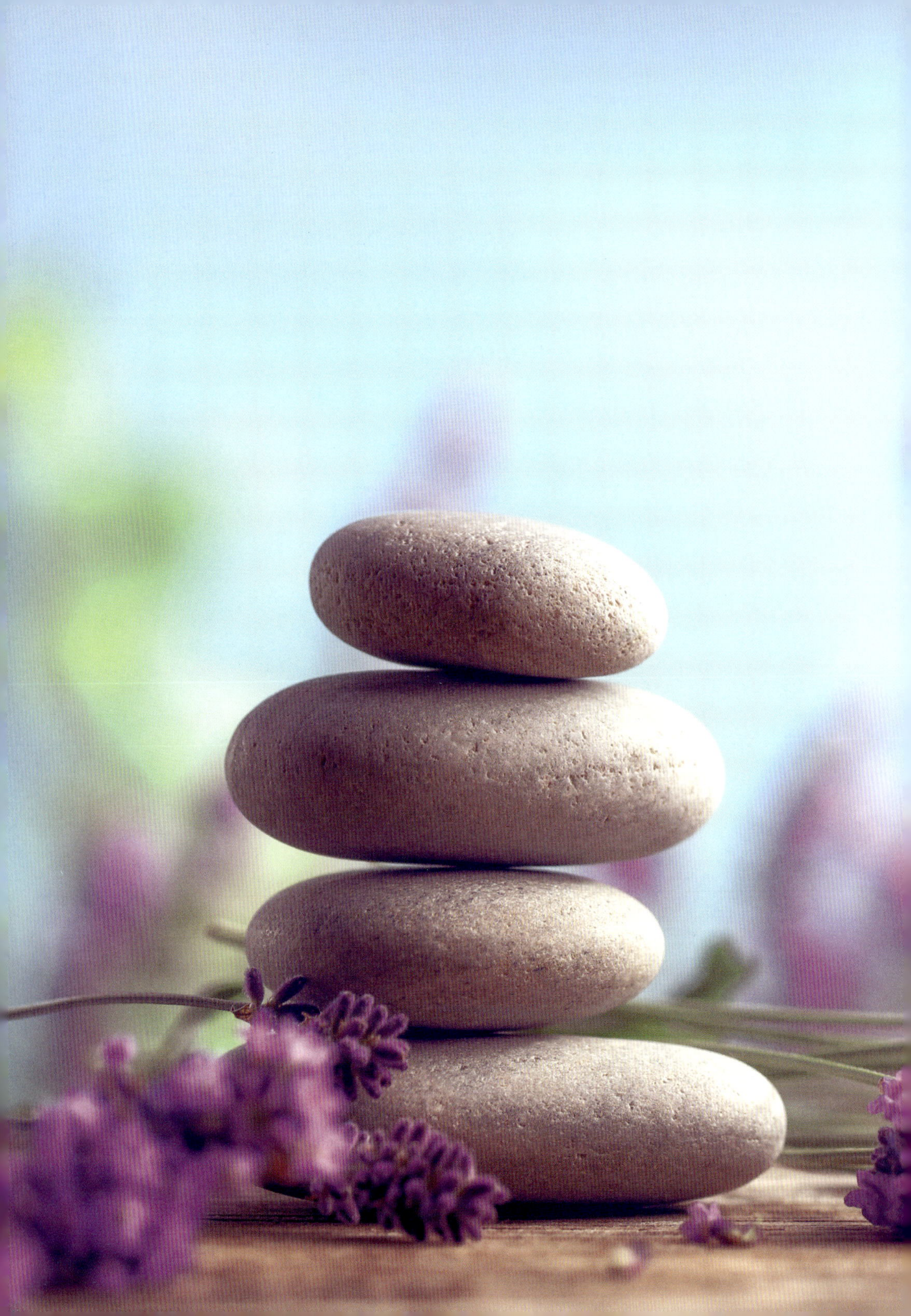

Der Helfer-Typ, der Ja-Sager, der negative Mensch

In diesem Kapitel möchte ich dir zum *Helfer-Typ*, zum *Ja-Sager* und zum *negativen Menschen* ein paar grundlegende Dinge bewusst machen. Oft sind diese drei Typen durch einen Mangel an Selbstliebe gekennzeichnet, was ihnen meistens gar nicht bewusst ist. Das trifft vor allem beim Helfer-Typ und beim Ja-Sager zu. Sie denken oft, dass Helfen und Ja-Sagen wunderbare Eigenschaften seien. Deswegen ist es notwendig, auf diese beiden Typen genauer einzugehen und sie zu beschreiben.

Der negative Mensch

Beim *negativen Menschen* wird meist ziemlich schnell klar, dass die Ursache in der Regel ein Mangel an Selbstliebe ist. Doch hier unterscheide ich zwei Typen: Es gibt den negativen Menschen im Außen, der bei allen anderen die Fehler sieht und über alle im Außen schlecht redet und sie bewertet, sowie den negativen Menschen, der sich selbst negativ sieht und den seine Gedankenstimme – der innere Kritiker –

ständig verurteilt oder beurteilt. Bei beiden Typen lässt sich ein Mangel an Selbstliebe erkennen. Oft wird das allerdings als normal bezeichnet, sodass man die defizitäre Selbstliebe leicht übersieht.

Beobachte daher mindestens einen Tag lang einmal deinen inneren Kritiker. Wie urteilt er über dich und dein Umfeld? Ich kenne viele Menschen, gerade in der spirituellen Szene, die meinen, dass sie positive Menschen seien. In Wirklichkeit denken sie aber sehr destruktiv. Sie sind häufig im Außen freundlich und lächeln, doch ihr innerer Kritiker, ihre Gedankenstimme denkt über sich selbst und auch über andere eher negativ.

Werde dir bewusst, dass diese Gedanken aus dem Unterbewusstsein kommen. Sie machen fünfundneunzig Prozent deiner Gedanken aus. Wenn sie größtenteils nicht positiv sind, bewirkt dies eine negative Resonanz, und du ziehst unangenehme Dinge, Menschen und Situationen in dein Leben hinein. Viele Menschen beschäftigen sich mit *Positivem Denken* und meinen, wenn sie ab und zu bewusst positiv denken und nach außen freundlich sind, würden sie die Resonanz verändern. Doch diese bewussten Handlungen machen gerade einmal fünf Prozent aus. Somit ist es ein Kampf fünfundneunzig gegen fünf Prozent. Wer dabei der Gewinner ist, dürfte jedem klar sein.

Es ist auch möglich, dass du nicht wirklich negativ denkst, jedoch ständig vergleichst, dass du entweder denkst: »Der oder die ist viel schöner als ich!« Oder: »Was ist denn das für einer? Wie kann man nur so rumlaufen?« Oft geschieht das unbewusst. Doch steckt immer ein Mangel an Selbstliebe dahinter.

Beobachte deine Gedankenstimme, und falls sie destruktiv ist, lohnt es sich, sie zu verändern und an dir selbst zu arbeiten. Nur dann wird sich dein Leben komplett verändern und allgemein wesentlich besser werden. Ich stelle dir im Folgenden einige Übungen vor (siehe Seite 50), die dir helfen, deine Gedankenstimme zu deinem Freund und Coach zu machen, sodass sie dich nicht mehr destruktiv beeinflusst. Hör aber ab heute auf damit, dich mit anderen zu vergleichen, ganz egal, ob du *dich* oder *andere* herabsetzt. Jeder Mensch ist einzigartig, und jeder Mensch entwickelt sich in seinem Tempo. Manchmal bist du schneller und manchmal langsamer. Jeder hat und braucht seine Zeit. So auch du. Daher solltest du auch jedem Menschen seine persönliche Zeit zugestehen. Außerdem hat es noch keinen Menschen verändert, wenn er sich selbst schlecht macht und sein Umfeld oder seine Mitmenschen herabsetzt. Am Ende schadet man immer nur sich selbst. Somit kannst du es einfach lassen. Immer wenn du dich bei destruktiven Gedanken erwischst, sag einfach innerlich laut: »Stopp!« Und wandle deinen Gedanken in etwas Positives um. Werde dir bewusst, dass dir destruktive Gedanken nicht helfen und nichts zum Positiven verändern. Und sie führen dich auch nicht zur Selbstliebe. Andere Menschen herabzusetzen hat genauso wenig mit Selbstliebe zu tun, wie sich selbst immer schlecht zu machen. Also lass es einfach! Vielleicht fällt es dir schwer. Aber es ist möglich! Die Übungen werden dir helfen.

Der Helfer-Typ

Auch hinter dem *Helfer-Typ* versteckt sich häufig ein Mangel an Selbstliebe. Du hast sicher den einen oder anderen Bekannten, der immer zur Stelle ist, um anderen zu helfen. An ihm ist nichts auszusetzen, und es ist wunderbar, wenn man einen solchen Freund hat, oder wenn du vielleicht selbst so ein Freund bist. Doch häufig ist es beim *Helfer-Typ* nur eine Falle. Denn in Wirklichkeit macht er es nicht, um anderen zu helfen, sondern weil er sich insgeheim oder unbewusst erhofft, dass er für seine Hilfe Anerkennung bekommt und man ihn dafür liebt. Falls das der Fall ist, geht es ihm nicht ums Helfen, vielmehr will er seinen Mangel an Selbstliebe mit Anerkennung und Liebe von außen ausgleichen. Wenn du feststellst, dass das auch bei dir zutrifft, dann versuche, es sein zu lassen. Du schadest damit nur deiner Selbstliebe.

Oft denkt der *Helfer-Typ*, er sei edel, und es gehöre sich doch, anderen Menschen zu helfen. Das ist sicher richtig. Doch wenn du nur hilfst, um deinen Mangel an Selbstliebe zu überdecken, dann schadest du dir damit mehr als es dir hilft. Sei deswegen sehr ehrlich zu dir, damit du erkennen kannst, ob du ein *Helfer-Typ* bist oder nicht. Mir liegt es fern, dich davon abzubringen, Menschen zu helfen. Mir geht es vor allem darum, dass deine Hilfe selbstlos ist, dass du in Zukunft nur dann hilfst, wenn du helfen *möchtest*, und dass du dir mit deiner Hilfe weder bewusst noch unbewusst Anerkennung und Liebe erhoffst. Im Folgenden einige Hinweise, wie du erkennen kannst, ob du ein *Helfer-Typ* bist. Lies die Fragen genau! Wenn du die meisten Fragen mit *Ja* beantwortest, dann bist du höchstwahrscheinlich ein *Helfer-Typ*, der für Liebe und

Anerkennung hilft. Sei ehrlich zu dir! Nur so kannst du herausfinden, ob du ein *Helfer-Typ* bist.

Kennzeichen für den Helfer-Typ

- Hilfst du häufig Menschen, die du kaum kennst?
- Fällt es dir schwer, Nein zu sagen?
- Hast du ein schlechtes Gewissen, wenn du Nein sagen musst?
- Fällt es dir schwer, für die Hilfe etwas anzunehmen?
- Ist es dir unangenehm, wenn sich jemand bei dir bedankt oder dir etwas schenkt?
- Hast du häufig das Gefühl, dass niemand für dich da ist, wenn du einmal jemand bräuchtest?
- Verleiht es dir ein gutes Gefühl, wenn du gebraucht wirst und du helfen kannst?

Falls du mehr als die Hälfte der Fragen mit Ja beantwortet hast, dann lies weiter. Hier sind einfache Tipps, wie du zu einem *befreiten Helfer-Typ* wirst. Auch hier ist es das Wichtigste, zunächst einmal zu erkennen, ob du ein *Helfer-Typ* bist. Wenn dich jemand fragt, ob du ihm helfen kannst und es dir möglich wäre, dann antworte nicht sofort darauf, sondern sage: »Kann ich dir später (oder morgen) Bescheid geben?«

In bestimmten Situationen ist es nicht möglich, die Entscheidung aufzuschieben, weil man sofort reagieren muss. Ich habe eines Tages festgestellt, dass ich oft etwas gemacht habe, was ich eigentlich gar nicht wollte. Ich habe es gemacht, weil ich Angst oder Hemmungen hatte, Nein zu sagen und dass ich deswegen abgelehnt werde oder dass man mich dann nicht mehr mögen könnte. Das ist ein Mangel, den ich mir eingestehen musste.

Somit habe folgende Strategie für mich entwickelt: Wenn eine Bitte oder eine Anfrage kommt, ob ich helfen könne, dann sage ich zuerst einmal: »Gerade kann ich noch nichts dazu sagen, aber ich gebe dir bis da und dahin Bescheid.« Das mache ich dann aber auch wirklich, und ich halte mich exakt an die Zeit, zu der ich versprochen hatte, mich zu melden. Bis dahin prüfe ich in Ruhe, ob ich es wirklich will oder ob ich nur Ja sagen würde, weil ich das Gefühl habe, ich könne schlecht Nein sagen.

Mir fiel dabei auf, dass ich gerade dann schlecht Nein sagen konnte, wenn ich zum Beispiel Zeit gehabt hätte, aber lieber meine Freizeit genossen hätte, jedoch keine wirklich gute Ausrede dafür hatte. Doch dann wusste ich auch, dass ich eigentlich Nein sagen müsste, jedoch meine Selbstliebe nicht stark genug war. Und so habe ich meine Freizeit für etwas geopfert, was mir im Grunde nicht wichtig war. Als ich das gespürt habe, habe ich damit begonnen, immer klar Nein zu sagen. Das fiel mir am Anfang sehr schwer, doch je häufiger ich es tat, umso einfacher wurde es schließlich.

Prüfe daher bei jeder Anfrage um Hilfe, ob du wirklich helfen möchtest. Entscheide dich nach Möglichkeit nicht sofort, sondern lass dir dafür Zeit. Ich habe für mich erkannt, dass ich dann viel besser spüre, ob ich aus Gewohnheit Ja sage oder ob es wirklich aus Überzeugung geschieht.

Wenn du herausgefunden hast, ob du es ehrlich willst oder nicht, dann teile deine Antwort deinem Gegenüber mit. Am Anfang hast du vielleicht noch ab und zu ein schlechtes Gewissen. Doch werde dir bewusst, dass das falsch gedacht ist. Wenn dich Menschen nur lieben, wenn du Leistung bringst, ist das keine echte Liebe. Vielleicht werden diese Menschen dann aus deinem Leben verschwinden, doch du bist dir damit selbst treu geblieben und hast dich und deine Selbstliebe nicht verraten.

Diese einfache Erkenntnis hat mir enorm geholfen, klar zu sehen, was ich wirklich will und was nicht! Ich bin überzeugt, dass das auch dir helfen wird. Ich bekomme höchst selten ein Nein und gebe dann dennoch ein Ja. Es gibt zwar einige Situationen, die ich lieber ablehnen würde und zu denen ich trotzdem Ja sage, zum Beispiel, wenn es sich um einen sehr guten Freund handelt oder wenn ich finde, dass man es aus ethischen Gründen tun muss. Auch dann manche ich mir bewusst, dass ich das eigentlich nicht tun möchte, dass ich es aber dennoch mache, weil ich meine, dass es angebracht ist, weil es sich gehört. Ich mache es einfach, weil ich dem betreffenden Menschen meinen Respekt zollen möchte oder weil ich zeigen will, dass ich den Menschen mag oder liebe, ohne etwas von ihm zu erwarten. Ich tue es einfach, weil mir der Mensch bzw. die Situation so wichtig ist, dass ich mein Bedürfnis, Nein zu sagen, in den Hintergrund stelle. Doch dann ist es mir bewusst, und ich habe dabei nicht das Gefühl, dass ich mich selbst verraten habe oder vom Gegenüber etwas erwarte. Es ist ferner wichtig, dass das nur ab und zu der Fall sein sollte und dass damit nicht ein neues Muster entsteht, das zu einem neuen *Ja-sage-Muster* wird.

Der Ja-Sager

Wie du vielleicht festgestellt hast, ist im Helfer-Typ oft schon ein *Ja-Sager-Typ* enthalten oder es handelt sich sogar um beide Typen. Es gibt natürlich noch den *Ja-Sager,* der fast zu allem Ja sagt und seine Bedürfnisse immer hinten anstellt. Doch mit der oben beschriebenen Methode bekommst du auch dieses Thema in den Griff. Der *Ja-Sager-Typ* weiß oft gar nicht, was seine Bedürfnisse sind, was er gerne machen würde, was ihm im Leben wichtig ist, wie er sich sein Leben vorstellt. Er hat im Grunde weder von sich noch von seinem Leben eine klare Vorstellung. Er lebt einfach sein Leben. Doch im Grunde wird er vom Leben und den Umständen bestimmt, da er keine klaren Vorstellungen davon hat, wie er zum Schöpfer werden und wie er sein Leben gestalten könnte. Da hilft es dir vielleicht, dich intensiv mit der *Enjoy-this-Life®-Methode* intensiver auseinanderzusetzen. Dort gibt es eine Übung, die dir hilft, dein Leben so zu reflektieren, dass es dir möglich ist, klare Entscheidungen zu treffen.

Nimm dir dazu bewusst eine Stunde Zeit und versuche exakt, dein Leben zu analysieren. Mach dir Gedanken darüber, was du dir von deinem Leben erwartest, wie du dein Leben gestalten möchtest, welche Bedürfnisse du an dein Leben hast und was in deinem Leben nicht mehr stimmig ist. Dann lass die unstimmigen Sachen immer mehr los und mach immer mehr die Dinge in deinem Leben, die deinen Wünschen entsprechen. Das ist eine Grundvoraussetzung für die Selbstliebe. Wenn du allerdings nicht weißt, was du willst und was dir guttut, dann ist es auch schwer, in deinem Leben aktiv etwas zu verändern. Nimm dir daher unbedingt Zeit und mache dir dazu ein paar Gedanken. Lies bitte erst dann weiter, wenn du diese Übung gemacht hast. Prüfe einmal dein Leben. Falls du jetzt das Bedürfnis hast, weiterzulesen, dann mach dir auch bewusst, warum.

Zur Selbstliebe gehört es nämlich, sich über sich, sein Leben und seine Bedürfnisse Gedanken zu machen. Du solltest es dir wert sein, diese eine Stunde in dich selbst und die Liebe zu dir selbst zu investieren. Also nimm dir diese Zeit und notiere dir, was du willst und was du in Zukunft anders machen möchtest. Leg jetzt dieses Buch weg und zeige dir damit selbst, dass du wirklich an dir und deiner Selbstliebe arbeiten möchtest. Komm von der Theorie ins wirkliche Tun. Liebe dich!

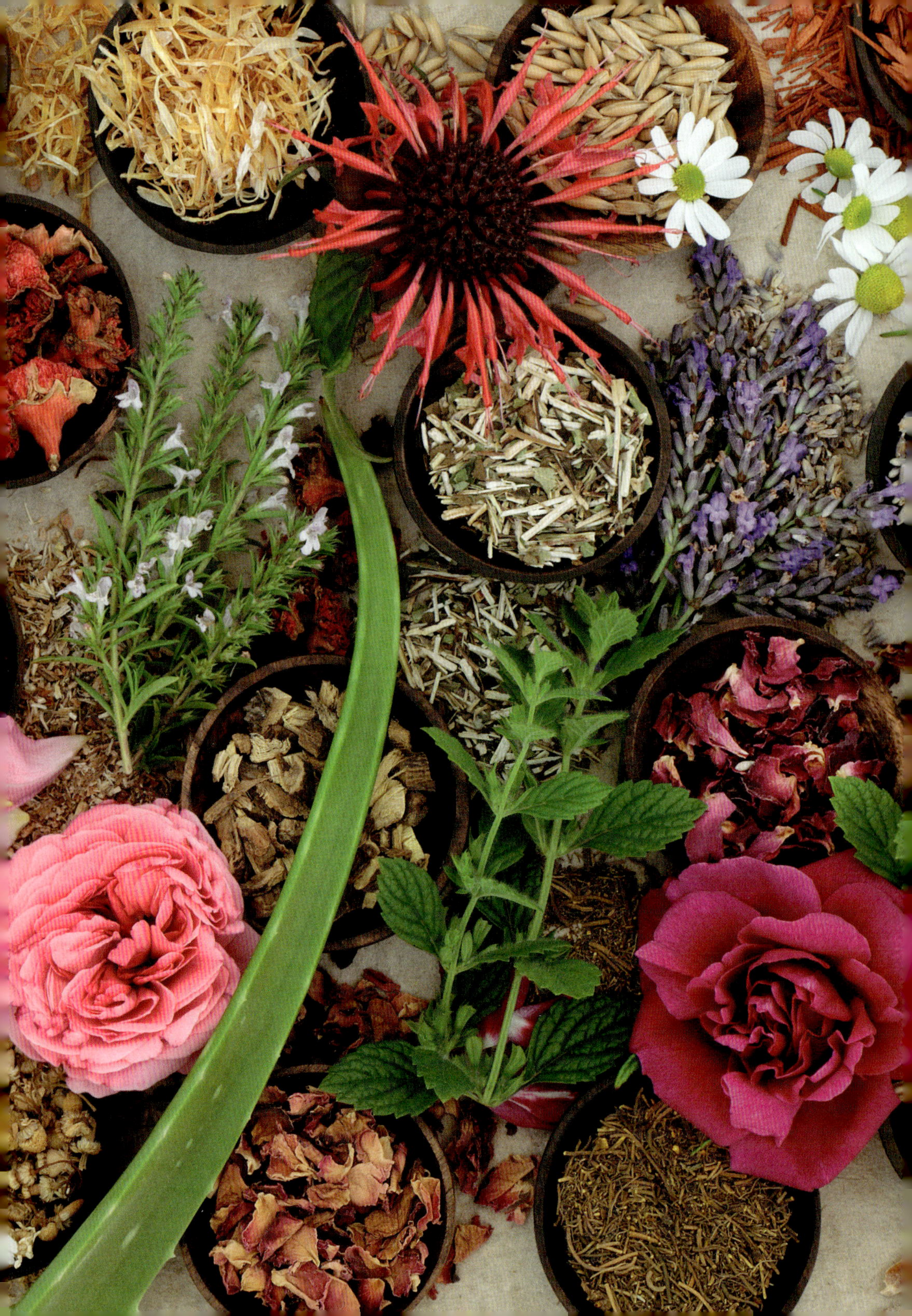

Den Alltag meistern

Weniger Stress durch Grenzen setzen

Ich bin überzeugt, dass jeder von uns weiß, dass Stress krank machen kann, dass er weniger attraktiv macht, dass man durch Stress weniger erfolgreich ist, und schlussendlich ist er ein Zeichen für mangelnde Selbstliebe. Menschen, die leben, empfinden, arbeiten etc. haben auch einmal Stress. Darum geht es hier nicht. Mir geht es hier um den Dauerstress, unter dem viele Menschen leiden und es nicht einmal merken. Das häufigste Mantra in der zivilisierten Welt ist: »Ich habe Stress!« Stress ist sehr individuell und kann viele Gesichter haben, doch wichtig ist es auch hier, dir wieder bewusst zu machen, ob du Stress hast oder nicht. Erlebst du regelmäßig stressige Situationen? Analysiere das ehrlich und versuche aktiv, Stresssituationen zu verändern. Dabei geht es häufig darum, die Situationen so zu verändern, dass der Stress weniger wird. In Wirklichkeit stressen sich die meisten Menschen selbst zu Tode. Wenn wir das erkennen, dann haben wir bereits den wichtigsten Schritt auf dem Weg zur Selbstliebe gemacht.

Oft haben wir Stress, weil wir uns zu viel zugemutet haben. Auch hier ist das Nein-Sagen ein entscheidendes Thema. Wie sich dieses Problem lösen lässt, haben wir im letzten Kapitel bereits gezeigt (siehe Seite 43). Lerne, Grenzen zu setzen und ausreichend Zeit einzuplanen, um deinen Stress zu minimieren. Was ich jedem empfehle, der viel Stress hat, ist etwas ganz Einfaches: Steh einfach eine Stunde früher auf und nütze diese Zeit nur für dich. Die meisten Menschen versuchen, so lange wie möglich zu schlafen und geraten dadurch bereits am Morgen in Zeitdruck. Dann fängt der Tag schon mit Stress an. Viele Menschen sind den Stress am Morgen so gewohnt, dass sie es nicht einmal mehr merken, wie sehr sie unter Stress stehen. Es ist der pure Wahnsinn, wenn du den Tag schon am Morgen mit Stress beginnst, weil sich der Stress dann über den ganzen Tag hinzieht. Ich stehe immer ziemlich früh auf, und das Schöne dabei ist, dass ich nahezu keinerlei Stress mehr habe. Der Rest ist einfach gutes Zeitmanagement und klare Grenzen. Das ist nicht immer leicht, ich weiß. Doch du kennst meine Antwort schon: Nur weil es nicht leicht ist, heißt es noch lange nicht, dass es nicht möglich wäre. Zumindest kannst du es einfach einmal probieren.

Tipps, wie du Stress reduzieren kannst

- Früh aufstehen, mindestens eine Stunde früher als normal.
- Nimm dir alle neunzig Minuten fünf Minuten Zeit, um bewusst zu atmen und mach eine kurze Pause. Raucher machen automatisch Pausen. Rauchen bringt zwar keinen Vorteil, aber Nichtraucher nehmen sich selten alle neunzig Minuten fünf Minuten Zeit für eine Pause.
- Trinke viel Wasser. Es reduziert massiv Stress, was viele nicht wissen.
- Sobald du merkst, dass du in Stress gerätst, mach bewusst langsam weiter oder mach eine Pause! Sammle dich! Du wirst feststellen, dass du am Ende genauso schnell fertig bist, als wenn du gestresst weiter gemacht hättest. Unter Stress passieren zudem mehr Fehler.
- Lass dich nicht stressen! Wir lassen es häufig zu, dass andere uns stressen. Beispiel: Du stehst im Stau. Jetzt kannst du dich ärgern oder die Zeit nutzen, um bewusst zu entspannen oder ein Hörbuch zu hören, zu singen oder etwas anderes zu machen. Sich aufregen und fluchen, löst den Stau nicht auf.
- Regelmäßigen Stress erkennen und verändern. Gibt es in deinem Tagesablauf Situationen, die dich regelmäßig stark stressen, dann verändere sie und sei dir wertvoll genug,

diese Situationen in deinem Leben aufzulösen. Regelmäßiger Stress macht krank.

- Gesunde Nahrung hilft, Stress zu reduzieren. Dazu später mehr (siehe Seite 67).
- Beginne deinen Tag mit einer Meditation. Oder meditiere, kurz bevor du zu Bett gehst, statt Fernsehen zu schauen. Eine kurze Meditation wirkt wahre Wunder.
- Lache viel. Lachen ist ungemein hilfreich. Wenn du nichts zu lachen hast, dann versuche zumindest, einfach zu lächeln, oder nimm einen Kugelschreiber quer in den Mund. Allein solch banale Übungen schütten Glückshormone aus, die helfen, Stresshormone zu reduzieren. Einen Kugelschreiber findet schließlich jeder …

Nimm dir kurz Zeit, und »schau« dir deinen Stress genauer an! Welche Situationen stressen dich? Löse sie auf! Stresssituationen vor sich herschieben ändert nichts. Auch Wegschauen oder Ignorieren macht solche Situationen nicht besser. Nimm dir Zeit und analysiere deinen Stress! Suche aktiv nach Möglichkeiten, wie du mit solchen Situationen besser umgehen und dein Leben optimieren kannst. Ich wünsche dir viel Spaß dabei!

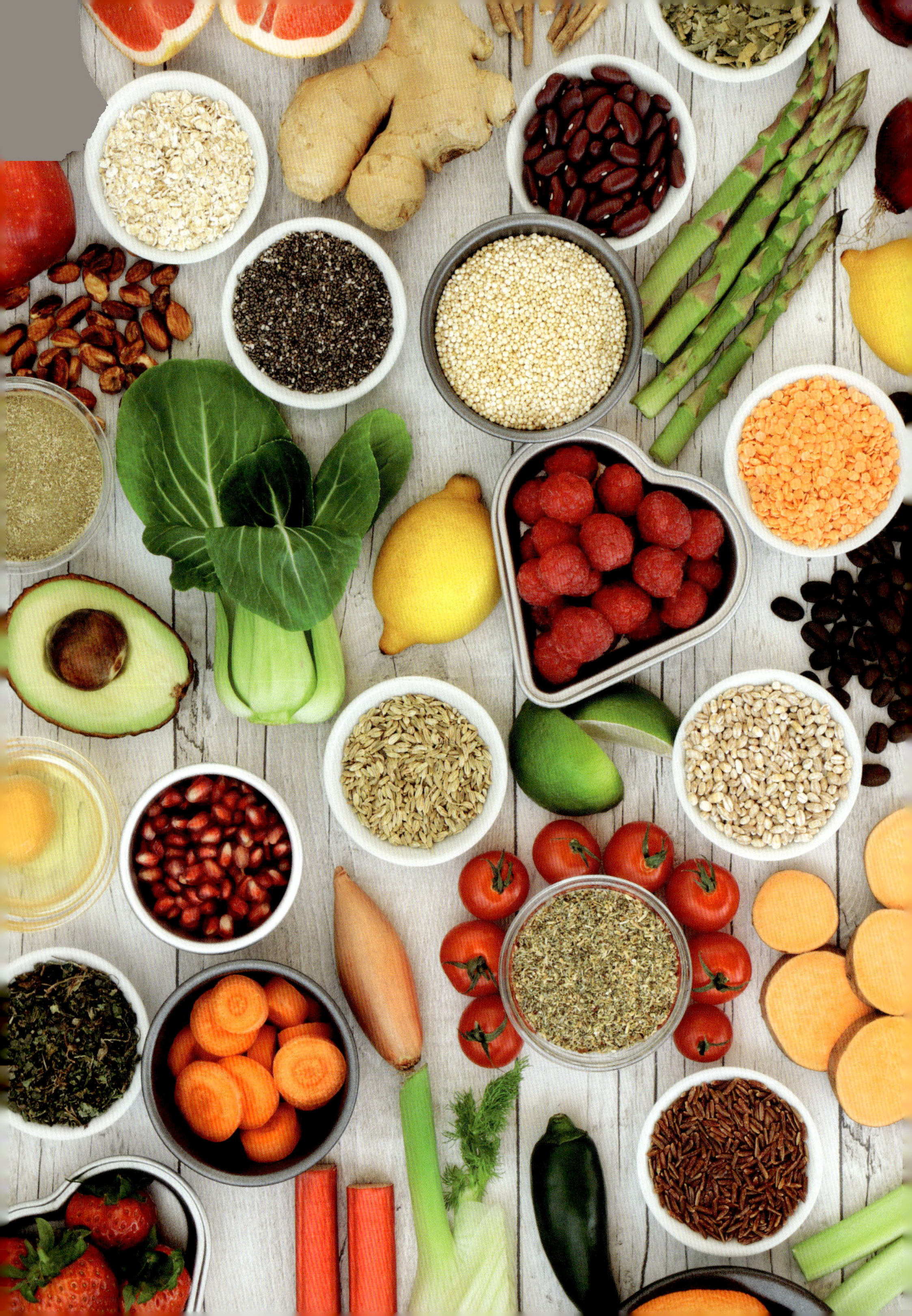

Sport und Ernährung

Im Folgenden möchte ich dir zeigen, welche Bedeutung Sport und Ernährung in Bezug auf Stress und Selbstliebe haben. Es geht dabei nicht um konkrete Ernährungstipps oder Vorschläge, welche Sportarten dafür besonders geeignet sind. Ich möchte dir nur dabei helfen, dein Bewusstsein zu schärfen, damit du dich mit Sport und Ernährung auseinandersetzt. Sport und Bewegung sind ein wichtiger Beitrag, Stress bewusst zu reduzieren und gleichzeitig deine Selbstliebe zu stärken. Das gilt auch für die Ernährung. Schließlich halten Sport und Ernährung den Körper fit und gesund.

Sport und Bewegung

Unser Körper sollte ein Tempel sein, denn in ihm wohnt unsere Seele. Und wenn wir auf unseren Körper achten und ihn pflegen, dann geht es auch unserer Seele gut. Darüber hinaus schützt uns regelmäßige Bewegung und eine gesunde Ernährung vor Krankheiten und schüttet Hormone aus, die in uns Glücksgefühle auslösen. Allein das ist Grund genug, sich mit

Sport, Bewegung und Ernährung zu beschäftigen. Doch keine Angst: Ich sage nicht, dass du täglich Joggen oder ins Fitness-Studio gehen sollst. Du solltest dich allerdings täglich bewegen. Beginne damit, und schon nach wenigen Wochen wirst du die positiven Wirkungen an dir feststellen. Bezüglich der Bewegung reicht ein kurzer Spaziergang von etwa zwanzig Minuten täglich am Morgen oder am Abend aus. Ich mache das schon lange, meistens zusammen mit meiner Partnerin. Oft führen wir dabei sehr schöne Gespräche, die uns nicht nur näher zu uns selbst bringen, sondern die auch unsere Beziehung vertiefen. Sollte dein Partner keine Lust zu gemeinsamen Spaziergängen haben, dann lass ihn. Benutze ihn nicht als Ausrede, warum du es nicht machst, sondern sei es dir wert, dich täglich zu bewegen.

Verzichte so oft es geht auf den Fahrstuhl bzw. Lift und benutze die Treppen. Das allein schafft schon viel mehr Bewegung. Nimm weniger den Bus oder die Straßenbahn, lass das Auto stehen und geh häufiger kurze Strecken zu Fuß. Unternimm Wanderungen, geh zum Schwimmen, mach Yoga, geh zum Tanzen. Such dir ein Hobby, mit dem du dich nicht nur ab und zu beschäftigst, sondern eines, das dir wirklich Spaß macht und dem du regelmäßig mit großer Lust nachgehst. Ich rate dir, Dinge im Alltag zu suchen, bei denen du dich mehr bewegen musst. Etwas, was sich leicht in den Alltag integrieren lässt und was du täglich machen kannst, unabhängig von einem Verein oder einem Fitness-Studio. Denn nur dann ist die Chance größer, dass du es auch wirklich über einen längeren Zeitraum umsetzt.

Gerade in den ersten dreißig Tagen ist es notwendig, daran erinnert zu werden, weil es am Anfang häufig Überwindung kostet, sich zu bewegen, Sport zu treiben oder einem aufwendigen Hobby nachzugehen. Doch nach dreißig Tagen, in denen wir täglich etwas machen, entstehen im Gehirn neue Verknüpfungen, und es wird zur Routine. Routinen sind dann toll, wenn es sich um positive Routinen handelt.

Nach den ersten dreißig Tagen einfach mit den Übungen weiterzumachen, intensiviert die Selbstliebe, fördert die Bewegung und verleiht Glückshormone. Nach dreißig Tagen ist es auch schon ziemlich leicht, und du musst dich nicht mehr dazu zwingen, weil es bereits ganz normal für dich ist, dich zu bewegen.

Wie bereits erwähnt, reduziert Bewegung massiv Stress, vor allem dann, wenn es sich wirklich nur um Bewegung handelt und nicht um übertriebenen Sport. Zu viel Sport bewirkt im Körper oft das Gegenteil, sodass der Körper sogar Stresshormone ausschüttet. Meines Erachtens ist extremer Sport ein Zeichen von zu wenig Selbstliebe.

Ernährung

Ähnlich ist es mit der Ernährung. Auch in Bezug auf die Ernährung geht es mir nicht um Dogmen, die dir vorschreiben, wie du dich zu ernähren hast. Es geht lediglich um einige Inputs. Was du letztendlich daraus machst, ist deine Sache. Es geht auch nicht darum, auf bestimmte Lebensmittel hinzuweisen, die diese oder jene Krankheit auslösen. Vielmehr möchte ich dir ein paar Tipps geben, die dir helfen, gesünder zu werden und vor allem deine Selbstliebe zu stärken. Oft wird uns gesagt: »Es zählen die inneren Werte und nicht das Aussehen!« Sicher drückt dieser Spruch eine gewisse Wahrheit aus. Doch wenn wir nur Müll in uns aufnehmen, dann fehlt es uns an Energie und Kraft, und deine Gesundheit leidet darunter. Schlussendlich geht das auch auf Kosten der Selbstliebe.

Ich bewundere zum Beispiel meine Mutter. Sie ist jetzt 74 Jahre alt und lebt schon lange allein. Dennoch kocht sie jeden Tag für sich und richtet sich den Esstisch schön her. Ich finde, sich selbst zu bekochen, den Tisch zu dekorieren und keine Fertigprodukte vor dem Fernseher zu verzehren, stärkt unsere Selbstliebe außergewöhnlich stark. Das ist eine einfache, tägliche Routine, die jeder von uns entwickeln kann. Ist es nicht traurig, wie viele Familien nicht mehr kochen? Noch schlimmer ist es, dass viele ihre Mahlzeit vor dem Fernsehgerät einnehmen. Das zeugt von wenig Selbstliebe und überhaupt von wenig Liebe. Traurig vor allem, wenn es auch noch Kinder betrifft. Solltest du auch immer wieder einmal vor dem Fernseher essen oder Fertigprodukte zu dir nehmen, dann versuche es zu ändern. Ich persönlich finde eine schöne Atmosphäre beim Essen, sich dafür Zeit zu nehmen und sich nicht zu stressen, außerordentlich wichtig. Sich mit frischen Produkten gesund zu ernähren, zeigt, wie wichtig man sich selbst nimmt. Und es zeigt ferner, dass man seinen Körper wertschätzt. Ich gebe zu, dass ich hin und wieder ebenfalls Junkfood zu mir nehme. Doch ist mir dabei aufgefallen, dass regelmäßig schlechte Ernährung ein Zeichen für mangelnden Selbstwert ist, und dass dieses häufig dann geschieht, wenn man gerade in einer Phase ist, in der man unglücklich ist. Die meisten Menschen haben wesentlich mehr Lust auf gesundes Essen, wenn es ihnen gutgeht. Das trifft natürlich nicht immer zu, und einige haben es auch nie anders kennengelernt.

Ich bin immer wieder schockiert darüber, was viele Menschen unter »frisch kochen« verstehen: Sie meinen, wenn sie eine Pizza aus der Packung nehmen und in den Ofen schieben, das sei *frisch kochen*. Viele fragen mich auch, was die beste Ernährungsform sei. Doch ich kann darauf keine allgemein gültige und für alle zutreffende Antwort geben. Ich meine, dass das etwas ganz Individuelles ist, was jeder für sich selbst entscheiden muss.

Sicher ist es sinnvoll, sich so natürlich und lebendig wie möglich zu ernähren. Man weiß schließlich, dass viel frisches Gemüse und viele frische Früchte gesund sind und eine lebendige Ernährung darstellen, die unsere Stimmung hebt und dauerhaft unsere Gesundheit stärkt. Doch da es in diesem Zusammenhang in erster Linie um Selbstliebe geht, ist es viel entscheidender, *wie* du kochst und ob du dir für deine Nahrung *Zeit* nimmst oder ob du nur schnell dein Essen zubereitest und es hinunterschlingst.

Wenn ich zum Beispiel nicht auf Tour bin, dann koche ich mir jeden Tag etwas. Ich esse nicht vor dem Fernsehgerät, und ich richte meinen Tisch immer schön her. Denn ich habe gemerkt, dass ich mich und meinen Körper damit mehr wertschätze. Da ich oft auf Tour bin und mich in Hotels aufhalte, achte ich auch dort auf gesundes, natürliches Essen. Ich bevorzuge rein pflanzliche Nahrung. Ich schreibe mit Absicht: ich *bevorzuge,* weil meine Selbstliebe mir auch Ausnahmen erlaubt, und das ist für mich stimmig.

Ich habe allein mit meiner Ernährungsumstellung innerhalb von acht Monaten fünfundzwanzig Kilo abgenommen, ohne Sport zu treiben, nur durch Bewegung und gesunde Ernährung. Das könnte vielleicht auch für dich ein Anreiz sein, deine Ernährung umzustellen. Wie bereits erwähnt, geht es mir in diesem Zusammenhang lediglich um den Aspekt, *wie* du deine Nahrung zu dir nimmst und in welchem Umfeld es geschieht. Mach dir doch einen Moment lang Gedanken darüber, wie du dich ernährst und ob das für dich stimmig ist, wie es sich für dich anfühlt und ob du etwas optimieren könntest. Falls ja, dann versuche es möglichst bald umzusetzen. Das fördert deine Selbstliebe ganz entscheidend. Beginne am besten mit kleinen Schritten! Verändere es nicht sofort und radikal!

Kleine Schritte führen oft viel besser ans Ziel als radikale Einschnitte im Eiltempo.

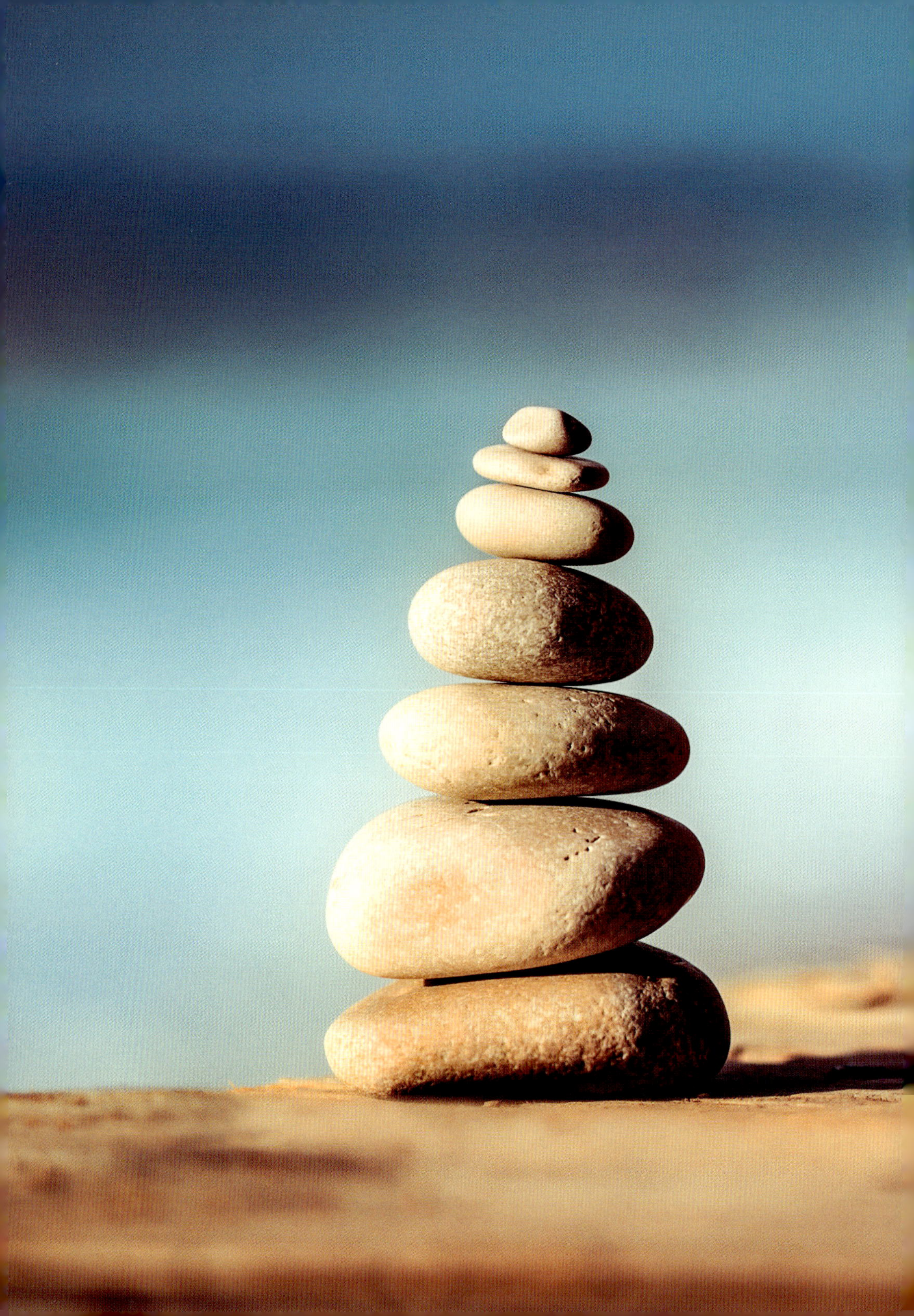

*Bist du bereit,
dich zu
verändern?*

Wenn ja, dann geht's los …

Wie du sicher schon bemerkt hast, fordere ich dich in diesem Buch immer wieder dazu auf, nicht nur zu lesen, sondern aktiv zu werden. Ich weiß, dass die meisten Menschen Bücher nur lesen. Und dann überlegen sie, ob ihnen der Inhalt gefallen hat und ob er für sie einen Sinn ergibt. Andere wiederum lesen ein Buch und werden nicht aktiv. Es verändert sich durchs Lesen nichts.

Ich fordere dich auf, die Übungen in diesem Buch wirklich durchzuführen. Wenn du nicht aktiv wirst und dein Leben nicht selbst in die Hand nimmst, dann wirst du deine Selbstliebe auch nicht steigern oder verbessern können. Wenn du passiv bleibst, wird dir dieses Buch auch nicht helfen.

Ich habe in meinem Leben gelernt, dass Lesen und Lernen zwar wichtig sind, doch ich habe das Lesen etwas reduziert. Früher habe ich sehr viel gelesen und sehr viele Kurse besucht. Doch irgendwie bin ich dabei nicht weitergekommen, weil alles, was ich gemacht habe, am Ende nur Theorie blieb. Als ich jedoch damit begonnen habe, einfache Übungen in meinen Alltag zu integrieren, die Dinge, die ich gelesen und für gut empfunden habe, auszuprobieren, hat sich mein Leben massiv verändert. Meine Lehrerin sagte zu mir immer: »Bevor du eine Übung nicht 1000-mal gemacht hast, hast du auch kein Recht, darüber zu urteilen, ob eine Übung gut ist, ob sie funktioniert, ob du diese Übung kannst und ob sie dir helfen wird!« Heute weiß ich, dass sie zu hundert Prozent Recht hatte. Es geht nicht um die Masse an Übungen, die wir machen oder die wir gelesen haben, es geht vielmehr darum, nur wenige Übungen in den Alltag zu integrieren und Stück für Stück neue hinzuzunehmen, sobald die alten zur Routine geworden sind.

Ich kann heute behaupten, dass es die beste Übung für die Selbstliebe ist, sein Leben aktiv in die Hand zu nehmen, mit dem Jammern aufzuhören, aus der Opferrolle auszubrechen und für sich und sein Leben Verantwortung zu übernehmen. Für mich ist es pure Selbstliebe, sich selbst wertzuschätzen und täglich an seiner persönlichen Entwicklung zu arbeiten. Viel zu oft geben wir die Verantwortung an Eltern, Lehrer, Gurus, spirituelle Lehrer, Coaches, an Gott, Geistführer und Engel oder an wen auch immer ab. Am Ende bleibt nur eine Wahrheit übrig: Alle können dir helfen, doch am Ende kannst nur du dich selbst verändern und niemand sonst. Ein Lehrer kann dich vielleicht inspirieren und dir Übungen vorschlagen, doch aktiv musst du selbst werden. Also bitte ich dich wirklich: Sei es dir wert und versuche, möglichst viele Übungen in deinen Alltag einzubauen und in deinem Leben aktiv zu werden. Vielleicht fällt es dir schwer, aber es ist möglich. Du wirst sehen, mit der Zeit wird es immer leichter, und dein Leben wird immer mehr von der Liebe zu dir selbst geprägt sein.

Vielleicht hast du während des Lesens immer wieder das Gefühl, dass du das alles schon hundertmal gehört hast. Vielleicht nur in einer anderen Form. Oft sagt dann der innere Kritiker: »Das ist alles nichts Neues! Das weißt du alles schon! Das alles hat dir nicht geholfen!« Sei ehrlich und frage dich, warum wird all das, was für dich nichts Neues ist, immer wieder an dich herangetragen? Will dir vielleicht das Leben damit zeigen, dass es wichtig ist, zuerst die erste Lektion zu lernen, zuerst die Basis zu schaffen, damit dann neue Ideen und Übungen durch deine Resonanz in dein Leben ziehen können? So lange wir uns nicht weiter entwickeln, werden wir immer wieder mit denselben Themen, Problemen und Lösungen konfrontiert! Doch Lösungen in der Theorie bleiben eben nur so lange Theorie, bis wir beginnen, aktiv zu werden, Praktizierende zu werden und nicht bei der Theorie stehen zu bleiben. Ich will dich hier nicht mit Worten überstrapazieren. Ich möchte es dir nur noch einmal in dein Bewusstsein bringen in der Hoffnung, dass es dich motiviert, vieles aktiv anzuwenden und zu praktizieren. Denn ich bin absolut davon überzeugt, dass sich dein Leben dadurch massiv verändert.

Sag Ja zu dir selbst

Ich denke, Selbstliebe hat sehr viel damit zu tun, dass wir Ja zu uns sagen. Dass wir jeden Aspekt von uns so annehmen, wie er ist. Dass wir den Fokus nicht auf unsere Mängel legen, sondern uns immer wieder bewusst machen, was alles wunderbar an uns ist. Es ist leider ganz normal, dass die meisten Menschen genau wissen, was sie nicht können, was nicht gut an ihnen ist, dass sie ihre Makel am eigenen Körper genau kennen. Die wenigsten aber wissen, was sie gut können, was wunderbar an ihnen ist, was ihnen an ihrem Körper, ihrer Seele, ihrem Charakter besonders gefällt. Und leider ist es auch so, dass die meisten Menschen nicht nur um ihre negativen Seiten und Eigenschaften wissen, sondern dass sie sich auch wesentlich mehr damit beschäftigen und dass sie damit nicht in Balance sind. Zum Beispiel: Nehmen wir einmal an, du hast wunderbare Augen und du hast Cellulite. Was beschäftigt dich mehr?

Wie oft am Tag oder in der Woche machst du dir bewusst, dass du schöne Augen hast? Und wie oft am Tag oder in der Woche fällt dir auf, dass du Cellulite hast? Das stellt ein Missverhältnis dar. Bei der Selbstliebe geht es darum, dass wir uns täglich das Schöne, Positive an uns bewusst machen, auch, dass wir Schattenseiten haben, die wir ebenfalls annehmen und uns bewusst machen: »Niemand ist perfekt!« Gerade das unterscheidet uns von anderen Menschen.

Ist es nicht so, dass die Dinge, die dich an dir selbst stören, andere besonders attraktiv oder anziehend finden? Ich persönlich empfehle dir, alles, was dich an dir stört, egal ob es charakterlich, körperlich oder was auch immer sein mag, auf natürlichem Weg zu verändern. Pack es an! Hör auf zu jammern und tu etwas dafür, dass es sich verändert. Wenn du zum Beispiel übergewichtig bist und es dich stört, dann lass Selbstliebe walten. Sei es dir wert und stell deine Ernährung um! Werde aktiv und nimm aus Liebe zu dir selbst ab. Schluss mit Ausreden! Geh alles an, was du aktiv verändern kannst! Mach es! Nimm alles an, was du nicht aktiv und natürlich verändern kannst! Nimm es an! Mach dir bewusst, dass es zu dir gehört. Es macht dich aus und besonders, und es ist ein Teil von dir. Behandle es ab sofort nicht mehr wie ein Stiefkind, sondern nimm es – bildlich gesprochen – in deine Arme und gib diesem Teil Liebe.

Vielleicht fällt es dir am Anfang schwer. Ich möchte dir deswegen eine Übung mitgeben, die dir in dieser Situation hilft. Vielleicht kennst du diese Übung in dieser oder in einer anderen Form schon. Es ist eine Übung, die ich schon seit vielen Jahren in unterschiedlichen Bereichen praktiziere und für die ich sehr sehr dankbar bin. Ich nenne sie *Dankbarkeitsübung*.

Viele machen meiner Meinung nach den Fehler, wenn sie beginnen, sich beispielsweise mit *Positivem Denken* zu beschäftigen, dass sie dabei oft den Mangel noch verstärken. Beispiel: Du hast einen dicken Bauch, der dich stört! Jetzt reden sich viele ein: »Mein Bauch ist flach, ich habe einen wunderbaren Bauch, mein Körper hat die ideale Figur! Babla!« Tatsache ist aber, dass es so nicht stimmt! Was passiert jetzt? Der innere Kritiker, die eigene Gedankenstimme, kommentiert solch positiven Sätze ständig bewusst oder unbewusst und sagt dann: »Wo ist der flache Bauch? Siehst du nicht gut? Du hast eine Wampe. Nichts ist flach. Du bist eher unförmig und fett!« Wer gewinnt bei diesem Spiel? Genau: der innere Kritiker, weil er vom Unterbewusstsein gesteuert wird! Und erinnere dich: Das macht fünfundneunzig Prozent aus. Die aktiven, schönen Gedanken aber machen nur fünf Prozent aus. Und damit steht der Gewinner fest!

Wie könntest du es aber nun richtig machen? Indem du dir täglich mindestens zehn bis zwanzig Dinge suchst, die toll an dir sind, die dir gefallen, die du schön findest. Dinge, die du aber auch wirklich so empfindest. Das können Kleinigkeiten sein. Vielleicht fällt dir das an den ersten Tagen noch schwer. Doch mit der Zeit wird es immer leichter, und es passiert Folgendes: Es fällt dir mit der Zeit immer leichter, positive Dinge an dir festzustellen. Und nicht nur an dir, auch an anderen, an deinem gesamten Leben und deinem Umfeld!

Diese Übung kennen viele. Sie ist echt Gold wert. Doch die meisten praktizieren sie nur kurz oder gar nicht. Sie gehört zu meinen täglichen Routinen. Es ist unendlich spannend, wie sich dadurch mein Leben verändert hat. Es geschieht oft, dass ich zum Beispiel mit einem Freund einen Tag verbringe und an diesem Tag dann kleinere oder größere Katastrophen passieren. Wenn ich dann am Abend mit meinem Freund über den Tag und das, was passiert ist, spreche, kommen dabei oft sehr unterschiedliche Sichtweisen zum Vorschein. So sagt mein Freund dann beispielsweise: »Der Tag ist ganz schön blöd gelaufen. Es war richtig anstrengend und mühsam. Wenn dies oder jenes nicht passiert wäre, wäre es ein ganz schöner Tag geworden. Ich bin froh, dass der Tag vorbei ist. Es kann ja nur noch besser werden.« Ich dagegen sehe den Tag vielleicht so: »Trotz der Autopanne war es ein schöner Tag. Wir haben neue Menschen und neue Situationen kennengelernt. Ich weiß jetzt, wie ein Abschleppwagen funktioniert. Die Dame am Telefon der Versicherung war sehr nett. Die Sonne hat geschienen. Wir haben eine Ortschaft kennengelernt, die wir uns sonst nie angesehen hätten usw.!«

Es geht darum, die Autopanne nicht wegzureden. Sie ist ja eine Tatsache. Dennoch gab es viel Schönes, Neues, Spannendes.

Suche nicht nach den Makeln, sondern lehre deinem Gehirn, mehr die positiven Dinge wahrzunehmen und abzuspeichern. Leider sind wir das nicht gewohnt, und wir haben es auch nicht gelernt. Deswegen ist es ganz normal, den Fokus auf das Destruktive zu legen. Doch glaube mir: Das können wir alles ändern. Wichtig ist, dass wir uns auf die realen Dinge konzentrieren und nicht auf pseudo-positives Denken, das nicht der Realität entspricht.

Übung: Nimm dir jeden Tag vor, mindestens zehn bis zwanzig Dinge aufzuschreiben, die gut waren. Am besten ist es, ein bis zwei DIN-A4-Seiten täglich zu schreiben. Wenn dir das nicht möglich ist, dann schreib lieber weniger als gar nichts. Schreib die Dinge am Abend auf! Sei es dir wert! Dadurch machst du es dir erst richtig bewusst und verankerst es viel intensiver in deinem Gehirn, im Bewusstsein und mit der Zeit auch in deinem Unterbewusstsein. Bitte schreib es auf! Schreib auch Dinge auf, die sich wiederholen. Du brauchst das Rad nicht täglich neu zu erfinden. Doch schreib auch die Wiederholungen jeden Tag neu auf. Es können wirklich absolute Kleinigkeiten sein. Das spielt dabei keine Rolle, es sollten nur reale Dinge sein.

Beispiele für positive Notizen

- Heute schien die Sonne sehr schön und es war warm.
- Mir gefallen meine Augen.
- Mir gefallen meine Lachfältchen.
- Ich mag meine vollen Lippen.
- Ich hatte heute angenehme Gespräche.
- Ich bin dankbar dafür, dass ich heute so viel lachen konnte.
- Ich bin dankbar, dass ich lebe.
- Toll, dass ich meine Hände bewegen kann.
- Ich bin dankbar für meinen Partner, für meine Kinder.
- Ich freue mich, dass ich gesund bin.
- Danke, dass ich mich heute gut fühlte.
- Danke, dass ich einen Job, eine Arbeit habe.
- Danke für die nette Begegnung.
- Danke, dass ich zu essen habe.
- Danke, dass ich ein Dach über dem Kopf habe.
- Danke, dass ich fließendes Wasser habe.

Das sind nur Beispiele, die dir zeigen sollen, dass es keine großen Dinge sein müssen. Du kannst auch für Kleinigkeiten dankbar sein.

Ich kann dir diese Übung wirklich nur ans Herz legen.

Ein gutes Körpergefühl bekommen

Stell dich vor den Spiegel

Eine wirklich gute Übung ist es, sich nackt vor den Spiegel zu stellen. Am besten stellst du dich vor einen Ganzkörperspiegel. Das hört sich vielleicht am Anfang leicht an, doch gerade wenn die Selbstliebe nicht sehr stark ist, kann diese Übung eine richtige Herausforderung sein. Als ich diese Übung kennenlernte, dachte ich: »Ach, das ist eine leichte Übung! Was soll schon geschehen?« Als ich mich dann vor den Spiegel stellte, empfand ich die ersten Minuten auch wirklich als leicht. Doch schon nach etwa fünf Minuten wurde es unangenehm. Ich hörte meinen inneren Kritiker ganz laut sagen: »Dein Bauch ist auch nicht mehr so wie früher! Der wird immer größer! Und was ist das? Ein Muttermal? Du solltest wieder einmal Sport treiben!«, und so weiter und so fort … Ich erspare dir jetzt alle negativen Gedanken meines inneren Kritikers. Ich gebe zu: Nach etwa fünfzehn bis zwanzig Minuten habe ich die Übung abgebrochen, weil ich keinen Mehrwert in der Übung sah, weil mein Kritiker immer lauter wurde und mir einredete: »Diese Übung ergibt keinen Sinn! Sie ist rein esoterisch! Spinnst du jetzt total? Zieh dich an!« Ich redete mir wirklich ein, dass es sich um eine sinnlose Übung handeln würde, die ganz sicher nichts mit meinem Selbstwert zu tun habe. In Wirklichkeit weiß ich heute, dass das nicht der Fall war. Die Übung war gut, und ich hatte einfach damals große Probleme bezüglich meiner Selbstliebe. Das wurde mir aber erst Wochen später richtig bewusst. Und dann führte ich die Übung erneut durch.

Auch beim zweiten Anlauf hörte ich anfangs immer noch den inneren Kritiker. Doch mit der Zeit und je öfter ich die Übung machte, desto leiser wurde er. Ich empfehle dir, die Übung am Anfang nur etwa fünf bis zehn Minuten auszuführen, ideal sind etwa zwanzig bis dreißig Minuten. Doch mache sie nur so lange, bis dein innerer Kritiker verstummt. Wenn du ehrlich zu dir bist und es nicht so anstellst wie ich, dann wirst du sehr schnell feststellen, wie groß deine Selbstliebe wirklich ist. Als es nach ein paar Tagen besser ging, habe ich die Übung verändert und mir bewusst Dinge gesucht, die mir gefallen.

Das half dabei, den inneren Kritiker verstummen zu lassen. Schon nach ein paar Tagen sah ich zuerst die Dinge, die mir gefallen. Ich habe dann jeden Tag neue Seiten und Eigenschaften entdeckt, aber auch alte wiederholt. Erst dann kam der Kritiker zum Vorschein. Dann habe ich aufgehört und mir jeden Tag neue und alte Dinge bewusst gemacht. Nach ein paar Wochen bereits hatte ich meinen Selbstwert so weit gesteigert, dass ich etwa zwanzig bis dreißig Minuten problemlos vor dem Spiegel stehen konnte und mir dabei viele wunderbare Dinge in den Sinn kamen. Ich habe dadurch ein ganz anderes Gefühl zu mir und meinem Körper bekommen. Deswegen kann ich die Übung nur jedem sehr empfehlen. Du kannst dich anlächeln, vor dem Spiegel tanzen oder was immer du möchtest, um die Übung intensiver zu gestalten.

Meditation für mehr Selbstliebe

Lass uns einen kurzen Stopp einlegen und eine Selbstliebe-Meditation durchführen. Lies dir den Text durch und merke ihn dir! Führe dann diese Meditation aus dem Gedächtnis durch. Du kannst dir die Meditation auch aufnehmen und dann langsam abspielen. Falls dir das zu anstrengend ist, findest du die nahezu identische Meditation von mir als CD oder als Download. Es ist die Meditation zu diesem Buch, deswegen trägt sie auch denselben Titel. Was du auf der CD auch noch findest, ist eine spezielle Nachtanwendung, die durch die tiefgreifenden Suggestionen und Affirmationen während des Schlafes hilft, dein Unterbewusstsein umzuprogrammieren und dir zu mehr Selbstliebe zu verhelfen. Ich persönlich bin ein großer Fan von Nachtanwendungen und nutze sie jede Nacht. Nachtanwendungen können dich zusätzlich unterstützen, allerdings kann ich sie nicht im Buch wiedergeben, da sie während des Schlafs angehört werden müssen. Diese bequeme Anwendung läuft unbewusst ab und darf deswegen nicht gelesen oder vorgelesen werden. Eine Alternative stellt die aktive Meditation dar, die ich häufig in meinen Seminaren mit den Kursteilnehmern mache. Im Grunde genommen handelt es sich dabei um eine Gedankenreise, die dir hilft, deine Selbstliebe zu stärken. Nimm dir dafür ausreichend Zeit und achte darauf, dass du während der etwa dreißig Minuten nicht gestört wirst. Die Meditation eignet sich auch sehr gut, um in den Tag zu starten. Die drei Punkte (…) symbolisieren eine Pause. Du kannst die Pause aber auch nach deinem Gefühl machen.

Meditation

Lege oder setze dich dazu bequem hin und beobachte einen Moment lang deinen Atem.
Nimm wahr, wie du einatmest und ausatmest (...).
Beobachte einfach deinen Atem (...).
Ein und aus (...).
Atme in deinem persönlichen Rhythmus (...).
Vielleicht nimmst du wahr, dass deine Atemluft beim Einatmen kühler und beim Ausatmen wärmer ist (...).
Leg den Fokus einen Moment auf den Atem und komm langsam immer mehr und mehr zur Ruhe. Nimm wahr, wie du dich mit jedem Ausatmen mehr und mehr entspannst und dein Körper immer mehr zur Ruhe kommt (...).
Dein Fokus liegt auf deinem Atem. Du atmest vollkommen entspannt und ruhig ein und aus. Auch dein Geist und deine Gedanken werden immer ruhiger (...).
Ein und aus (...), ein und aus (...), ein und aus (...), ein und aus (...).
Stell dir nun vor, du läufst entspannt einen wunder-

schönen Waldweg entlang. Die Sonne scheint, und die Sonnenstrahlen berühren sanft dein Gesicht, du spürst die Wärme auf deinem Gesicht (...).
Nimm wahr, wie dich die Wärme der Sonne noch mehr entspannt und wie du mit jedem Schritt, den du machst, immer leichter und freier wirst. Du läufst vollkommen entspannt diesen Waldweg entlang. Du bist frei (...), du bist leicht (...) und vollkommen entspannt (...). Mit jedem Schritt, den du machst, stellst du fest, dass sich dein Körper immer mehr und mehr aufrichtet und dass deine Laune immer besser wird. Du fühlst dich frei und leicht! Du läufst gelöst und ruhig diesen Waldweg entlang (...).
Du fühlst die Sonne auf deiner Haut (...).
Vielleicht hörst du das Pfeifen der Vögel (...).
Von ganz weit hinten siehst du jemand, der dir entgegenkommt. Je näher ihr euch kommt, umso klarer kannst du erkennen, dass du dir selbst entgegenkommst (...).
Lauf langsam auf dich zu, bis du nur noch einen Meter von dir entfernt bist und halte dann an (...).

Du bist ruhig und gelassen. Du freust dich sehr, dass du selbst vor dir stehst. Du streckst dir deine Hände entgegen und hältst dich an den Händen (…).
Du lächelst dich in Gedanken an und fühlst dabei in dich hinein (…).
Ganz langsam gehst du noch einen Schritt näher und nimmst dich nun selbst in den Arm. Du drückst dich ganz fest (…).
Wie fühlst du dich, wenn du dich selbst in den Armen hältst? (…)
Entspann deine Arme und werde ganz ruhig (…).
Flüstere dir jetzt ins Ohr: »Ich liebe mich! Ich nehme mich so an, wie ich bin, und ich weiß, ich bin gut so, genauso wie ich bin! Ab heute verspreche ich mir, mich selbst zu lieben, mir treu zu bleiben und mich zu achten! Ich weiß, je mehr ich mich selbst liebe, umso mehr Liebe kann ich meinen Mitmenschen entgegenbringen! Heute ist der Tag, an dem ich mich zu lieben beginne! (…)
Löse dich dann langsam aus deiner Umarmung. Schaue

dir tief und fest in die Augen und sage dir selbst: »Das verspreche ich mir selbst!« (…)
Schaue dich weiter an und schneide dann in Gedanken ein paar Grimassen. Streck die Zunge heraus (…).
Lache mit dir selbst und hab in deinen Gedanken ein bisschen Spaß mit dir (…).
Übertreibe ruhig in Gedanken! Es schaut dir niemand zu.
Lache und freue dich, dass du dir selbst begegnest! (…)
Du kannst dir auch auf den Po klopfen, wenn es dir dabei hilft, Freude zu empfinden. Schau dieser spaßigen Szene ein bisschen zu (…).
Dann verabschiede dich langsam von dir selbst (…).
Gehe langsam den Waldweg weiter und fühle in dich hinein!
Wie hat dir die Begegnung mit dir gefallen? Konntest du Spaß haben? Konntest du dir liebevoll das Versprechen geben? Hast du es wirklich gefühlt oder nur so vor dich hingesagt? Merke dir das Gefühl (…).
Gehe langsam den Waldweg weiter, während du meine Fragen hörst, und stell dir vor, dass mit jedem Schritt,

den du machst, die Lebensfreude in dir größer und größer wird (...).
Mit jedem Schritt, den du machst, wirst du immer leichter und freier (...) .
Mit jedem Schritt, den du machst, fühlst du das Licht der Sonne immer intensiver, und du weißt, dass dadurch deine Selbstliebe aktiviert wird (...).
Mit jedem Schritt, den du machst, wirst du noch freier und noch leichter (...).
Mit jedem Schritt, den du machst, fühlst du dich besser und wertvoller (...).
Du kannst die Energie und die Veränderung immer stärker spüren, und du fühlst dich mutig, freudig und voller Liebe zu dir selbst (...).
Bleibe einen Moment in diesem Zustand und komm dann langsam in deinem Tempo zurück, wenn es richtig und gut für dich ist (...).
Dann erst öffne deine Augen und komm wieder zurück ins Hier und Jetzt!

Schön, dass du aus der Meditation wieder zurück bist. Wie bereits erwähnt, führe ich diese Meditation sehr oft in meinen Seminaren durch, und es ist für mich immer wieder höchst spannend, die Aura, das Energiefeld, der Menschen während der Meditation zu beobachten. Es ist klar zu sehen, wie einige mit dem inneren Kritiker kämpfen und die Gedankenstimme oft Gründe findet, warum diese Meditation blöd oder etwa esoterisch ist. Vielen Menschen fällt es unendlich schwer, sich selbst gedanklich zu umarmen, sich in Gedanken etwas Gutes zu sagen. Es sollte dir bewusst sein, wenn du es nicht einmal in Gedanken schaffst, dich zu umarmen, dass du es dann in der Realität erst recht nicht schaffst. Diese Meditation zeigt die wahre Beziehung zu dir selbst sehr schön. Du kannst nicht erwarten, von jemandem geliebt zu werden, wenn du dich nicht einmal in deinen Gedanken selbst lieben kannst. Wenn du die wahre Liebe zu dir selbst nicht in dir aktivieren kannst, dann kann dir zwar die Liebe im Außen begegnen, doch du wirst sie nicht erkennen, geschweige denn sie annehmen können.

Du hast vielleicht schon oft gelesen, dass du dich selbst lieben sollst; nur dann kannst du wirklich geliebt werden. Viele verstehen gar nicht, was damit gemeint ist. Natürlich findest du auch ohne Selbstliebe Menschen, die dich lieben, doch wird dir dann keine noch so starke Liebe das Gefühl geben, dass du wirklich geliebt wirst, dass du ein liebeswerter Mensch bist. Du wirst es einfach nicht glauben.

Nie wird jemand
in die Tiefen deines Herzens
vordringen können, wenn du
deine Selbstliebe nicht aktiviert hast.
Keine Worte, keine Taten werden dich
auf lange Zeit tief berühren,
wenn du nicht bereit bist,
dich selbst zu lieben
und zu akzeptieren.

Bist du bereit dazu? Eine Hilfe auf dem Weg zu deiner Selbstliebe kann diese Meditation sein, wenn du sie regelmäßig durchführst.

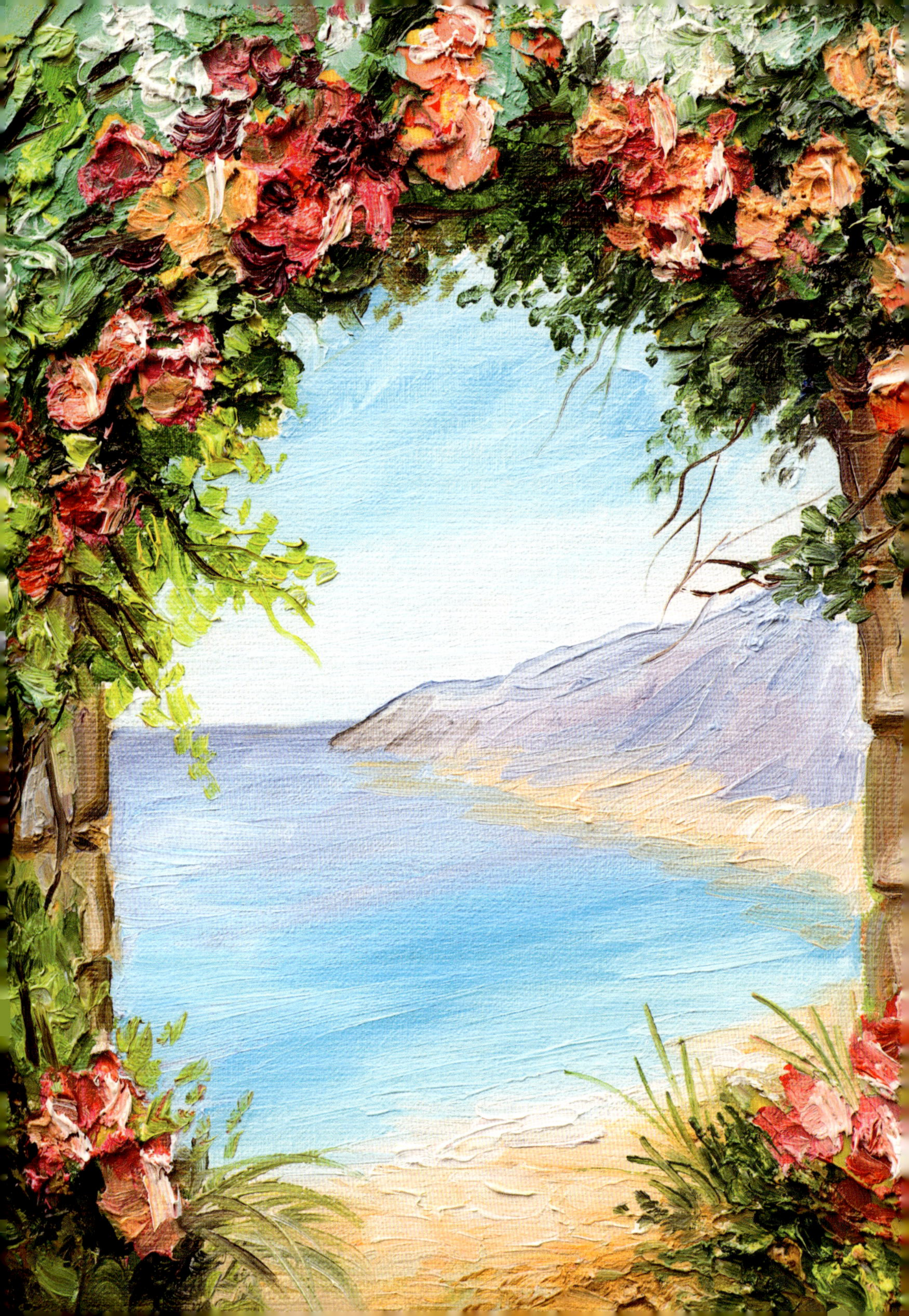

Frieden schließen mit der Vergangenheit

DER MANGEL AN Selbstliebe ist häufig in der Kindheit durch die Erziehung der Eltern entstanden, was wir schon näher beleuchtet haben beim Thema *Glaubenssätze*. Es gibt noch viele andere bewusste und unbewusste Ereignisse, die in der Vergangenheit passiert sind und die deine Selbstliebe beeinflussen können. Viele wirst du beim Thema Glaubenssätze vielleicht bereits aufgespürt und schon verändert haben. Im folgenden Kapitel möchte ich mit dir einen etwas anderen Blick auf dieses Problem werfen, wie es häufig auch bei Coaches und in anderen Büchern geschieht. Ganz oft wird gesagt, schließe mit der Vergangenheit ab und schließe Frieden mit ihr. Das ist absolut richtig. Doch viele Methoden, die dabei angewendet werden, sind so verwirrend und meines Erachtens eher kontraproduktiv als hilfreich.

Innere versus äußere Werte

Oft hört man: »Es zählen die inneren Werte, nicht die äußeren!« Bis zu einem gewissen Punkt sehe ich das auch so, dennoch möchte ich dieses Thema noch einmal genauer, vielleicht ein bisschen provokativer betrachten. Auch hier geht es zunächst wieder darum, uns die äußeren Werte bewusstzumachen und aufzuhören, sie zu verleugnen und zu sagen, es käme nur auf die inneren Werte an. Wenn wir das Problem aus energetischer Sicht betrachten, zeigt uns das Außen, wie es in unserem Innen wirklich aussieht. Damit wir uns richtig verstehen: Das heißt nicht, wenn jemand wie ein Model aussieht, dass er dann auch tolle innere Werte hat oder umgekehrt. Doch viele Menschen, die sagen, dass nur die inneren Werte zählen, behaupten, es würde den betreffenden Menschen an Selbstliebe mangeln. Unser Äußeres zeigt vielfach, wie es in unserm Inneren aussieht.

Als ich bei einem Seminar den Teilnehmern erklärte, dass Selbstliebe auch praktiziert werden kann, indem man darauf achtet, seinen Körper zu pflegen, sich neu zu stylen, sich besonders liebevoll zu waschen und zu kleiden, wurde eine Teilnehmerin richtig wütend und sagte: »Hör doch auf mit dem Schwachsinn! Es geht um die inneren Werte. Ob sich jemand pflegt und stylt, hat nichts mit Selbstliebe zu tun!« Ich erwiderte: »Aus meiner Sicht schon, denn wenn es mir egal ist, wie ich aussehe, wenn ich mich nicht pflege, wasche und auf saubere Kleidung achte, wirkt sich das auch auf mein Umfeld aus. Wenn man mich schon riecht, bevor ich um die Ecke komme, dann sind den meisten Menschen meine inneren Werte völlig egal, und ich werde massiv abgelehnt.« Das konnte sie leider nicht nachvollziehen. Wenn ich ehrlich bin, ist mir heute klar, warum die Teilnehmerin nicht verstehen wollte, worum es mir ging. Dazu muss man nicht hellsichtig sein. Jeder im Raum sah und roch es! Es ist hart, wenn man das Problem so auf den Punkt bringt und argumentiert, Körperhygiene und saubere Kleidung habe nichts mit Geld zu tun, sondern sei meines Erachtens eine Sache der Selbstliebe.

Sicher bist auch du schon einmal einem Menschen begegnet, der nicht angenehm roch oder sehr ungepflegt war. Hattest du wirklich Lust, der Person die Hand zu geben, hattest du die Nähe zu ihr als angenehm empfunden? Wolltest du mit der Person Zeit verbringen? Wohl eher nicht, wenn du ehrlich bist. Vielleicht warst du sogar freundlich zu ihr. Aber deine Energie hat bewusst oder unbewusst diesen Menschen abgelehnt, hat sich gegen ihn gesträubt. Das ist aus meiner Sicht auch nicht schlimm, es ist einfach nur menschlich.

Wenn wir an unserem Selbstwert arbeiten, dann dürfen wir diesen Punkt auf keinen Fall außer Acht lassen. Viele

Menschen erfahren häufig Ablehnung, weil sie diese wichtigen Aspekte nicht beachten.

> Ständige Ablehnung prägt sowohl unsere bewusste als auch unsere unbewusste Ebene. Und das hat außergewöhnlich großen Einfluss auf unseren Selbstwert, ob man sich dessen bewusst ist oder nicht. Energien wirken immer.

Es tut mir leid, wenn ich das so hart formulieren muss. Doch ist das ein sehr wichtiges Thema, das man nicht wichtig genug nehmen kann. Deswegen möchte ich dir hier ein paar einfache Tipps und Übungen an die Hand geben, die nach meiner Erfahrung enormen Einfluss auf die Selbstliebe und auf das Umfeld haben, das dann mich wiederum beeinflusst und prägt, weil ich eine andere Energie zurückbekomme.

Sicher ist dir schon aufgefallen, dass Duschen nach einem anstrengenden Tag zum Beispiel sofort frische Energie verleiht und dass man sich danach positiver geladen fühlt. Duschen reinigt nicht nur den Körper, warmes Wasser entspannt und kaltes Wasser aktiviert unseren Körper. Auch unser Energiefeld wird dabei ausgeglichen und gereinigt. Ich persönlich habe mich früher häufig schnell abgeduscht, um körperlich sauber zu sein. Doch als ich mit *Enjoy this Life®* zu arbeiten begonnen habe, habe ich auch bewusster geduscht, habe mich bewusst eingeseift und bewusst gewaschen. Dabei ist mir aufgefallen, dass es mir an Tagen, an denen ich voll und ganz mit mir im Reinen war, wesentlich leichter fiel, auf mich zu achten, mir mehr Aufmerksamkeit zu schenken. An Tagen, an denen ich hingegen gestresst war und mein Selbst nicht in Balance war, fiel es mir viel schwer, auf mich zu achten. Damit ist für mich klar, dass Duschen und Körperpflege ein äußerst positiver Ausdruck von Selbstliebe ist. Ich habe dann begonnen, das Duschen richtiggehend zu zelebrieren, einfach alles ganz bewusst zu machen, beim Eincremen zum Beispiel meinen Körper bewusst zu fühlen und wertzuschätzen. Dabei fiel mir auf, dass allein durch diese Achtsamkeit das Duschen wesentlich schöner wurde und ich hinterher eine ganz andere Energie in meinem Körper spürte, ich mich einfach besser und wohler fühlte, als vorher oder nach »normalem« Duschen. Somit beschloss ich, das in meine täglichen Routinen in Bezug auf meine Selbstliebe aufzunehmen.

Probier es mal aus! Es ist leicht, lässt sich täglich anwenden, und du wirst feststellen, dass es deine Beziehung zu dir selbst auffällig verändert. Wenn du nach dem Duschen Körperlotions, Gesichtscremes und Ähnliches benutzt, dann mach das alles sehr bewusst und mit Liebe. Du wirst feststellen, dass sich hinterher alles ganz anders anfühlt und dass mit der Zeit auch die Eigenliebe wächst. Es gibt Tage, da nehme ich mir bewusst Zeit für ein schönes Bad mit Meersalz und ätherischen Ölen, Kerzen und einer Meditation in der Badewanne. Glaube mir, das verleiht auch Männern ein wunderbares Gefühl!

Wenn ich dusche oder ein Bad nehme, bedanke ich mich immer dafür, dass ich fließendes Wasser habe. Und wenn ich dabei warmes Wasser verwende, dann bedanke ich mich auch für das warme Wasser und dafür, dass es aus dem Hahn fließt und dass ich es nicht erst warm machen muss.

Frauen können sich zum Beispiel bewusst schminken und das Schminken zelebrieren, sofern ihnen das gefällt. Gönn dir auch regelmäßig einen Friseurbesuch, wenn es dein Budget erlaubt; denn jeder von uns weiß, wie schön es ist und dass sich die Haare nach dem Friseurbesuch viel einfacher und leichter pflegen lassen. Das kann ein unbeschreiblich schönes Gefühl sein. Kleide dich ganz bewusst ein. Gönn dir ab und zu auch einmal etwas Neues. Vielleicht traust du dich ja, mal etwas auszuprobieren, dir etwas zu kaufen, was du normalerweise nie tragen würdest und bisher noch nicht getragen hast.

Auch das ist ein tolles Gefühl, wenn wir uns ganz bewusst schön anziehen, wenn zum Beispiel Männer einen Anzug und die Damen ein schönes Kleid anziehen mit den dazu passenden Schuhen. Oft bewegen wir uns dann auch ganz anders als sonst, und wir fühlen uns ganz anders. Ich bin eher der sportliche Turnschuh-Typ mit Jeans, Shirt und Kapuzenpulli. Als ich eines Tages mit einem Freund zu einem Treffen gegangen bin, bei dem Anzugpflicht herrschte, habe ich mich zuerst sehr unwohl gefühlt. Ich habe aber auch bemerkt, dass ich mich im Anzug ganz anders bewegt habe als sonst, dass ich beim Essen viel langsamer aß, weil ich mein Hemd nicht bekleckern wollte. Außerdem hat mein Umfeld neu und besonders auf mich reagiert. Ich bekam eine ganz neue Energie von meinen Mitmenschen und wurde auch anders behandelt, weil sich mein Äußeres verändert hatte. Ich habe mich dann auf die positiven Aspekte konzentriert und fühlte mich besonders. Sicher kennst du ähnliche Situationen. Ich nutze diese Möglichkeiten heute ganz bewusst, weil ich weiß, dass nicht nur mein Inneres mein Äußeres beeinflusst, sondern dass mein Äußeres auch mein Inneres beeinflusst.

Aufgrund der positiven Erfahrung habe ich mir hinterher die Frage gestellt, warum ich das eigentlich so selten mache.

Das ist doch jammerschade! Ich musste dann an meine Mutter denken, die lange Zeit Sonntagskleidung von der Werktagskleidung unterschied. Von Montag bis Samstag zog sie sich »normal« an, und am Sonntag trug sie dann die schönen Kleider. Ich habe dann begonnen, diese unverständliche Kleiderordnung zu verändern. Ich mag zwar immer noch sportliche Kleidung, vor allem bei meiner Arbeit. Und irgendwie gehört diese Kleidung auch zu mir. Dennoch habe ich begonnen, ab und zu mit einer anderen, ungewöhnlichen Bekleidung zu spielen und dabei zu fühlen, wie diese mich verändert. Auch gönne ich mir ab und zu einmal etwas Spezielles, und ich habe mir selbst versprochen, dass ich die ungewöhnliche, schicke Kleidung nicht nur am Sonntag oder zu besonderen Anlässen trage, sondern immer dann, wenn ich Lust dazu habe. Das ist sehr einfach, hat aber eine große Wirkung.

Als ich vor Kurzem wegen eines Events nach Hamburg geflogen bin, habe ich zufällig einen alten Bekannten im Flugzeug getroffen. Ich hatte ihn schon einige Jahre nicht mehr gesehen. Wir saßen zufällig nebeneinander. Ich kenne ihn von Verlagsveranstaltungen und Autorentreffen. Ein guter Freund von ihm ist ebenfalls Buchautor, und so haben wir uns ein wenig über die Vergangenheit unterhalten. Er fragte mich, ob ich denn zurzeit etwas schreiben würde, und ich sagte: »Ja, ein Buch über Selbstliebe!« Darauf erzählte er, dass sein Freund nicht nur Autor sei, sondern auch Fotograf und dass dieser oft Fotoshootings zum Thema *Vorher – Nachher* machen würde und dass es faszinierend sei, wie sich die Menschen dabei verändern würden. Das sei ein Projekt, bei dem ganz *normale* Menschen umgestylt und profesionell geschminkt werden. Er bemerkte, dass das vor allem dann der Fall sei, wenn die Menschen vom Fotografen, den Stylisten, den Assistenten und den ganzen Leuten, die bei den Shootings mitarbeiten, wie Superstars behandelt werden. Er sagte, dass sich viele Menschen dadurch selbst mehr lieben würden, weil sie erleben, was andere aus ihnen alles machen können. Das sei für viele eine wunderbare Erfahrung.

Ich sehe das ganz ähnlich und kann nur jedem empfehlen, sich einmal professionell fotografieren zu lassen. Das gilt nicht nur für Frauen. Wenn du mit deinem Aussehen unzufrieden bist, dann lass dir von Profis helfen. Lass dich beraten und einkleiden und dich umstylen. Vertraue den Profis! Ich bin mir sicher, du wirst davon positiv überrascht sein. Natürlich macht das allein noch keinen Mangel in dir weg. Doch es kann dir helfen, einen Schritt näher zu dir selbst und zu deiner Selbstliebe zu kommen. Äußere Veränderungen sind, als würden wir unseren Körper wie einen Tempel pflegen und wertschätzen. Wir schenken unserem Körper damit die liebevolle Aufmerksamkeit, die ihm zusteht. Dieser Zusammenhang ist sehr wichtig für die Selbstliebe und auch für die Beziehung zu uns selbst.

Tipps, die deine Selbstliebe stärken

- Lass dich bei einem Fotoshooting fotografieren.
- Lass dir eine neue Frisur machen.
- Lass dich von einem Profi schminken und stylen.
- Gönn dir eine Massage.
- Gönn dir eine Maniküre und Pediküre.
- Trage bewusst spezielle, schöne Kleidung im Alltag.
- Bereite dir selbst eine Creme zu und creme dich damit bewusst ein.
- Gönn dir einen Wellness-Urlaub oder ein Wellness-Wochenende.
- Lass dich von einem lieben Menschen umarmen.
- Mach eine kurze, entspannende Meditation.
- Mach während des Tages öfter eine kurze Pause und atme bewusst.

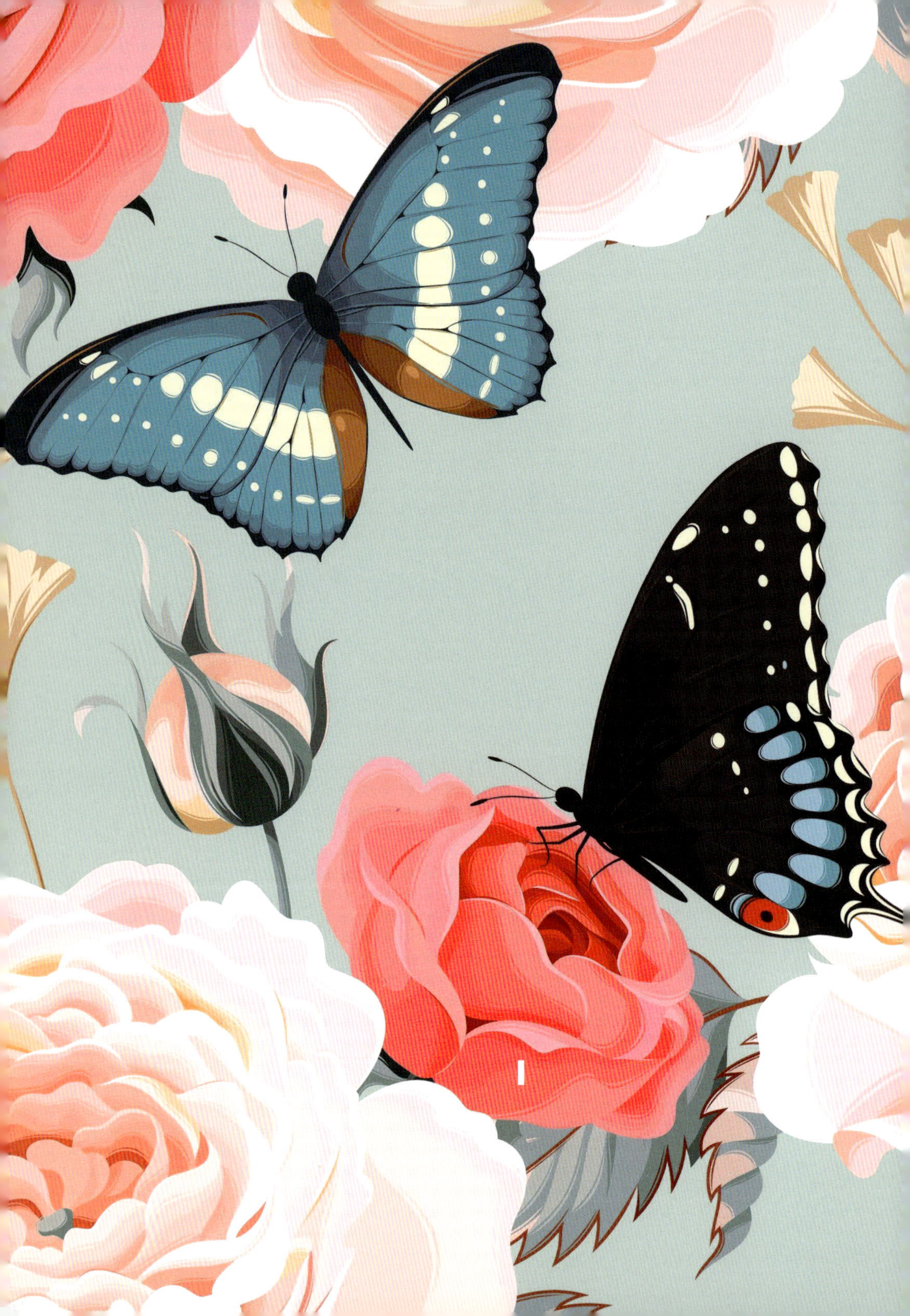

Mach dich nicht klein!

Achte im Alltag einmal darauf, wie oft du dich klein machst oder schlecht von dir denkst. Viele Menschen, bei denen die Selbstliebe nicht sehr groß ist, machen sich oft bewusst oder unbewusst schlecht oder klein. Hör auf damit! Bei *Enjoy this Life®* gibt es eine Übung, die »Visitenkarten verteilen« heißt. Diese Übung lässt sich sehr gut zur Steigerung der Selbstliebe verwenden. Viel zu oft verteilen wir negative Visitenkarten über uns, zum Beispiel durch folgende Aussagen.

Negative Visitenkarten

- Das kann ich nicht.
- Ich bin viel zu alt/zu jung dafür.
- Ich bin zu blöd.
- Ich bin zu hässlich.
- Ich habe nie Glück.
- Das war bei mir schon immer so.
- Ich kenne das nicht anders.
- Ich habe diese Krankheit/ich bin krank.
- Meine Beziehung läuft schlecht.

Die Liste könnte man bis ins Unendliche weiterführen. Doch worum geht es dabei genau? Es gibt Menschen, die erzählen fremden Menschen oder Menschen, die sie nur flüchtig kennen, alles Mögliche und vor allem Dinge, die nicht gut an ihnen, in ihrem Leben oder an ihren Umständen sind. Wenn andere sie dann bemitleiden oder wenn sie dann jammern können, fühlen sie sich besser. Doch in Wahrheit werden sie gerade deswegen von ihrem Umfeld nicht ernst genommen. Ganz im Gegenteil: Man lehnt sie ab. Sie sind für andere typische Verlierer oder werden als unangenehme Personen wahrgenommen. Mach dir daher bewusst: Kein Mensch mag die Gesellschaft von Jammerlappen, Miesepetern, Schwarzsehern, Menschen, die sich selbst oder andere immer schlecht machen! Niemand findet solche Menschen interessant, sexy oder anziehend. Niemand ist gern mit solchen Menschen zusammen.

Mach dir auch bewusst, dass niemand nach Hause geht und sich ernsthaft über dein Schicksal Gedanken macht, wenn du ihm im Einkaufscenter erzählst, wie schlecht es dir in deinem Leben geht. Man hofft vielmehr, dich so schnell nicht wieder zu sehen. Das mag vielleicht hart klingen, es ist aber die Wahrheit. Ich sage nicht, dass du deine Probleme nicht mit der Familie oder einem guten Freund teilen darfst, wenn es sich um ernste

Schwierigkeiten handelt. Doch Bekannte und Menschen, die dich kaum kennen, interessieren solche Sachen nicht! Sie tun vielleicht so, aber in Wirklichkeit verknüpfen sie dich nicht mit einem tollen, angenehmen Menschen, sondern mit etwas Destruktivem. Also sei dir selbst mehr wert und hör auf damit, schlecht über dich, dein Leben und dein Umfeld oder auch über andere zu reden! Das macht dich nur unsympathisch!

Ich erlebe solche Menschen sehr oft. Schließlich bringt das mein Beruf mit sich. Einige kennen mich aus dem Fernsehen, und daher passiert es immer wieder, dass mich Menschen auf der Straße ansprechen: »Ich kenne Sie aus dem Fernsehen oder von Ihrem Buch. Gut, dass ich Sie treffe. Ich habe nämlich seit einiger Zeit Hämorrhoiden und würde gern wissen, was der Grund dafür sein könnte!«

Was soll ich auf solche Frage antworten, zumal, wenn mir so intime Sachen erzählt werden, während ich in einem Lokal beim Essen oder mit meiner Freundin einkaufen oder mit Freunden unterwegs bin? Vor allem aber frage ich mich: Welche schreckliche Visitenkarte geben sie mir damit von sich! Im Nachhinein kann ich mich an keinen Namen erinnern, sondern nur an ihr Problem. Dadurch machen sie sich bei mir zum Beispiel zur Frau Hämorrhoiden! Das ist das, was mir in Erinnerung bleibt. Und stell dir einmal vor, du bist beim Essen mit deiner Familie, und jemand kommt an deinen Tisch und erzählt dir solche Sachen! Was glaubst du, worüber hinterher an meinem Tisch gesprochen wird? Eines kann ich dir versprechen: niemand sagt: »Die arme Frau, wie kann man ihr bloß helfen!«

Du denkst, mein Beispiel sei überspitzt? Glaube mir: Das war noch ein eher harmloser Fall. Ich bin mir sicher, dass einige meiner Leser ähnliche Beispiele kennen. Worum es mir geht, ist einfach: Falls du selbst auch jemand bist, der solche Verhaltensweisen an den Tag legt, dann hör endlich auf damit!

Hör auf damit, jedem zu erzählen, wie schlecht es dir geht, wie schlimm dein Leben verläuft, welche furchtbaren Schicksalsschläge du hinnehmen musst, welche Krankheiten dich belasten oder was sonst alles nicht in Ordnung ist. Verteile lieber positive Visitenkarten über dich. Dann bleibst du als positiver Mensch in Erinnerung, und du wirst feststellen, dass die Menschen ganz anders auf dich reagieren. Du erfährst weniger Ablehnung und kommst dadurch deiner Selbstliebe immer näher oder stärkst und steigerst sie.

Achte einmal ganz bewusst darauf, welche Visitenkarten du in deinem Umfeld verteilst, egal, ob es sich dabei um bekannte oder fremde Menschen handelt. Hör auf damit, über andere Menschen herzuziehen und über sie zu lästern. Das zeigt nur, dass du unter einem großen Mangel an Selbstwert und Selbstliebe leidest! Außerdem macht es dich auf lange Sicht einsam. Versteh mich richtig: Du darfst auch einmal jammern oder etwas Destruktives ansprechen. In der Familie oder bei guten Freunden ist das durchaus sinnvoll! Gerade wenn dich etwas belastet. Doch nicht immer und auf keinen Fall gegenüber Fremden.

Übungen

Schreib einen Liebesbrief an dich!

Eine einfache, aber schöne Übung ist es, dir selbst einen Liebesbrief zu schreiben. Das hört sich vielleicht etwas eigenartig an, aber gerade wenn es um die Selbstliebe geht, ist das eine ausgezeichnete und äußerst hilfreiche Übung. Schreib den Liebesbrief an dich, steck ihn in ein Kuvert, verschließe es und öffne es erst nach einigen Monaten.

Ich habe diese Übung während meiner Ausbildung zum Medium kennengelernt, und ich erinnere mich, dass ich diese Übung als sehr esoterisch empfand. Doch ich habe den Brief geschrieben, ihn in ein Kuvert gesteckt und ihn vergessen. Fünfzehn Jahre später fiel er mir bei einem Umzug wieder in die Hände, ich steckte zu der Zeit gerade in einer Krise. Es war unglaublich schön in diesem Moment, die liebevollen Worte von mir an mich selbst zu lesen. Es tat sehr, sehr gut. Außerdem ist das bereits während des Schreibens sehr heilsam, da dein Unterbewusstsein nicht unterscheiden kann, ob diese Worte an dich oder an jemand anderen gerichtet sind. Es erkennt die positiven Worte und Beschreibungen, und diese verankern sich dann in deinem Unterbewusstsein. Wenn du das regelmäßig machst, hat es eine wunderbare Wirkung.

Du kannst diese Übung erweitern, indem du Freunden, deinem Mann bzw. deiner Frau, deinem Partner, deiner Mutter, deinem Vater oder einem liebevollen Menschen in deinem persönlichen Umfeld einen wunderbaren Brief schreibst. Auch dabei kann dein Unterbewusstsein nicht unterscheiden, an wen sich die Worte richten. Das Schöne daran ist: Je mehr wir geben, wenn es wertfrei geschieht und wir es einfach machen, weil wir es in diesem Moment so fühlen, desto stärker ist die Wirkung. Du wirst staunen, wie oft du einen netten Brief von anderen bekommst. Und das wird dir dann wieder helfen, dich stärker zu lieben. Erwarte es allerdings nicht! Mach es nur, weil du jemandem eine Freude bereiten willst, ohne eine Gegenleistung zu erwarten.

Den Körper wahrnehmen

Diese einfache Meditationstechnik hilft dir, deinen Körper effektiver wahrzunehmen und dabei herauszufinden, welche Regionen du vielleicht nicht so sehr magst oder welchen du zu wenig Beachtung schenkst. Vor allem aber wirst du feststellen, dass sich deine Beziehung zu deinem Körper verändert, wenn du die Übung jeden Tag durchführst. Es reichen schon fünf bis zehn Minuten täglich. Für unser Thema *Selbstliebe* ist es eine ganz große Hilfe! Außerdem aktiviert diese Übung deine Durchblutung, stärkt dein Immunsystem und aktiviert deine Selbstheilungskräfte. Wenn der Körper gut durchblutet ist, kommen die Nährstoffe besser in die einzelnen Zellen, darüber hinaus wird das Lymphsystem angeregt, was wiederum dazu beiträgt, den Körper zu reinigen und zu entgiften. Die Übung ist sehr leicht durchzuführen.

Übung

Schließ die Augen und achte kurz auf deinen Atem. Werde dir zunächst der Füße bewusst. Fühle deine Füße, deine Unterschenkel, deine Knie, die Oberschenkel usw. Geh mit der Wahrnehmung deiner Füße Stück für Stück höher bis zum Scheitel und dann wieder zurück. Wie lange du deine Aufmerksamkeit auf die einzelnen Körperteile lenkst, liegt ganz bei dir. Ich zum Beispiel verweile durchschnittlich jeweils drei bis sieben Atemzüge bei jedem Körperteil. Du wirst feststellen, dass du einige Körperregionen sehr genau spüren kannst, während dir das bei anderen schwerer fällt. Das betrifft oft die Körperteile, die mit energetischen Blockaden belastet sind. Dann haben wir Mühe, unseren Körper gut wahrzunehmen. Wenn wir gerade auf diese Stelle den Fokus länger legen und in unserer Vorstellung in sie hineinatmen, dann wirst du feststellen, dass diese Stellen schon nach einigen Tagen viel leichter werden und dass du sie immer besser wahrnehmen kannst. Das hat damit zu tun, dass du immer stärker in den Fluss kommst.

Es kann gut sein, dass sich dein Körper nach dieser Übung energiegeladen anfühlt und dass es am ganzen Körper kribbelt, weil durch die Übung deine Durchblutung aktiviert wurde. Das ist ganz normal und sogar wünschenswert. Diese »Begleiterscheinungen« *können* entstehen, müssen aber nicht. Gerade am Anfang kann es einige Zeit dauern, bis du die Wirkung spürst, weil die Blockaden sie noch verhindern. Du kannst die Übung folgendermaßen verstärken: Stell dir vor, du lässt in jede Körperregion, auf die du den Fokus legst, zusätzlich Liebe hineinfließen. Auf diese Weise kannst du die Selbstliebe noch stärker aktivieren. Falls du die Selbstheilung noch mehr aktivieren willst, dann lass Selbstliebe und Heilung in deine Zellen fließen. Das ist eine wunderbare und sehr effektive Übung. Ich wünsche dir viel Spaß dabei!

Schenk dir einen schönen Tag

Meine Freundin ist auch Heilerin, und sie ermuntert ihre Klienten, ab und zu folgende wunderschöne Übung zur Steigerung der Selbstliebe durchzuführen. Bei dieser Übung geht es darum, dass du dir selbst einen Tag schenkst. Du kannst diese Übung ganz deinen Bedürfnissen anpassen und entsprechend verändern. Die Durchführung der Übung ist nur ein Vorschlag.

Falls du gern liest, dann geh in eine Buchhandlung und kauf dir ein Buch, auf das du Lust hast. Lass es dir von der Buchhändlerin schön einpacken. Kauf dir dann etwas Gutes zum Essen oder sonstige Kleinigkeiten, die dir Freude machen. Geh anschließend nach Hause und koche etwas Schönes für dich. Dekoriere den Tisch hübsch und mach es dir richtig gemütlich.

Zelebriere die Zeit mit dir und genieße das Essen. Pack dann dein Buch aus und freu dich über dein Geschenk, das du dir gemacht hast. Nimm dir Zeit und lies in dem Buch.

Gönne dir so einen entspannten, gemütlichen Tag. Sich selbst etwas Gutes zu tun, ist wahre Selbstliebe. Wenn du die Übung verändern willst, dann überlege dir genau, was dir besonders Freude bereiten würde. Genieße den Tag voller Selbstliebe!

Ein Hobby finden …

und regelmäßig damit Zeit verbringen

Die folgende Übung ist eher ein Tipp. Such dir ein Hobby! Vielleicht gibt es etwas, das du schon immer gern einmal machen wolltest. Sei es malen, singen, eine Sprache lernen, Sport treiben, meditieren, nähen, Yoga oder wandern. Probier es aus, und wenn es dir gefällt, versuche, deinem neuen Hobby regelmäßig nachzugehen und es in deinen Alltag zu integrieren.

Es ist auch ein Zeichen mangelnder Selbstliebe, wenn Menschen sich ständig um andere kümmern, sich selbst und die eigenen Bedürfnisse jedoch dabei vergessen. Sei mutig und denke endlich auch an dich. Achte aber auf Regelmäßigkeit. Du bist nie zu alt oder zu jung für etwas Neues, für ein schönes Hobby. Hier und heute ist der richtige Zeitpunkt, damit zu beginnen. Persönliche Zeit mit sich selbst zu verbringen, ist sehr wichtig, selbst wenn es nur ein bis zwei Stunden in der Woche sind. Du musst es in deinem Hobby nicht zur Meisterschaft bringen. Nimm den Druck heraus! Geh es entspannt an! Es geht lediglich darum, etwas zu tun, was dir Spaß macht. Im Vordergrund sollte die Freude stehen, dass du dir selbst etwas Gutes tust, etwas, was du liebst. Und wenn du dir dafür Zeit nimmst, ist es Zeit, die du dir selbst schenkst.

Sich selbst verzeihen

Sich selbst zu verzeihen hört sich an, als ginge es um irgendein Pauschalurteil. Ich finde es äußerst wichtig, sich über das Thema *Verzeihen* Gedanken zu machen. Sich selbst zu verzeihen, hilft dir sehr auf deinem Weg zur Selbstliebe. Bei meinen Coachings fiel mir immer wieder auf, dass viele Menschen damit große Probleme haben. Sie sind sehr schnell bei

Selbstverurteilungen oder machen sich ein schlechtes Gewissen wegen Dingen, die irgendwann in der Vergangenheit passiert sind.

Mir persönlich ist auch aufgefallen, dass mich oft Dinge aus der Vergangenheit belastet haben und ich mich dafür bewusst und auch unbewusst verurteilt habe, als ich begann, meine Persönlichkeit zu entwickeln. Ich hatte sogar wegen Kleinigkeiten oft Schuldgefühle, die mich bis ins Hier und Jetzt verfolgten und beeinflussten. Überprüfe daher dein Leben, ob auch dich Schuldgefühle wegen irgendwelcher Vorkommnisse belasten, die längst vorbei sind und in deiner frühen Vergangenheit passiert sind.

Fühlst du dich in einem Bereich schuldig oder kannst du dir ein Handeln nicht verzeihen? Sei ehrlich zu dir und überlege genau! Das können wirklich Kleinigkeiten sein. Ja, es sind sogar häufig Kleinigkeiten, die uns unbewusst belasten und unsere Selbstliebe erschweren. Die wirklich großen Ereignisse dagegen sind uns in der Regel ziemlich klar und bewusst. Wir durchblicken sie viel eher und können sie daher auch leichter auflösen.

Nimm dir also etwa zwanzig bis dreißig Minuten Zeit und geh dein Leben genau durch. Achte auf Dinge, für die du dich

noch heute schuldig fühlst und wofür du dich bis heute verurteilst. Schreibe diese Ereignisse auf und beginne damit, sie dir bewusst zu machen.
Es gibt eine Regel in meinem Leben, die lautet: »Ich mache Fehler, und das ist in Ordnung, denn ich bin ein Mensch. Doch sollte man denselben Fehler nicht zweimal machen!« Wenn ich einen Fehler mache, dann verzeihe ich mir diesen sofort. Mir ist nämlich aufgefallen, dass 99,9 Prozent der Fehler, die man macht, unbeabsichtigt geschehen. Man macht so gut wie nie Fehler vorsätzlich.

Oft hielt ich es zu einem bestimmten Zeitpunkt für das Beste, wenn ich so oder so handle. Es war mir nicht bewusst, dass mein Handeln eventuell zu negativen Konsequenzen für mich oder jemand anderen führen könnte. Bei vielen Dingen fehlte mir einfach die Erfahrung, ich war naiv und hatte nicht weiter darüber nachgedacht. Wenn ich das bei einer Handlung aus der Vergangenheit feststelle, dann verzeihe ich mir sofort. Was ich tat, geschah schließlich nicht in böser Absicht, somit muss ich mich auch nicht dafür verurteilen. Es brächte auch nichts, wenn ich mich nun wegen meiner Vergangenheit verurteilen würde, da ich damit das Jetzt ja ohnedies nicht verändern könnte. Ich kann mir nur selbst versprechen, in Zukunft achtsamer zu sein und über eine Handlung hinauszudenken. Mehr kann ich nicht machen.

> Wenn ich feststelle, dass ich mit meinem Handeln in der Vergangenheit jemandem geschadet habe, dann entschuldige ich mich aufrichtig bei dieser Person. Es ist auch egal, ob die betreffende Person meine Entschuldigung annimmt oder nicht. Am Ende verzeihe ich einfach mir selbst. Ich erwarte auch nicht, dass meine Entschuldigung angenommen wird. Es geht mir einfach darum, einen Fehler einzugestehen und mich dafür zu entschuldigen. Das ist meine Absicht. Nichts anderes.

Ich betone dies deshalb, weil ich dieses Thema schon oft bei der *Enjoy this Life®-online-Community* besprochen habe. Ich gab den Community-Mitgliedern bei einigen Themen den Tipp, sich einfach bei der betreffenden Person zu entschuldigen. Oft bekam ich dann als Antwort: »Es hat nichts gebracht. Die Person hat die Entschuldigung nicht angenommen. Meine Entschuldigung hat die Situation nicht verbessert!« Es geht nicht darum, dass man dir verzeiht und dir wieder eine Chance gibt! Es geht vielmehr darum, dass du einen Fehler gemacht und ihn eingesehen hast, und dass du dich dafür entschuldigst, damit du dir selbst verzeihen kannst.

Mach dein Verzeihen dir gegenüber nicht davon abhängig, ob man dir verzeiht. Manchmal ist es deinem Gegenüber einfach nicht möglich, deine Entschuldigung anzunehmen, vielleicht will der Betreffende auch nicht. Auch das ist in Ordnung.

Wenn du dich nur entschuldigst in der Hoffnung, dass man dir vergibt, dann ist deine Entschuldigung nicht ehrlich! Für dich sollte dein *Verzeihen* im Vordergrund stehen. Alles andere wäre eine falsche Erwartung. Du kannst aber sehr wohl erwarten, dir selbst zu vergeben, zumal dann, wenn man dir nicht vergibt. Mach dir bewusst, dass jeder Mensch Fehler macht. Jeder Mensch würde bestimmte Dinge nicht mehr tun, könnte er noch einmal von vorn beginnen. Selbstverständlich gibt es auch Menschen, die sagen: »Ich würde alles nochmal exakt so machen. Schließlich hat mich meine Geschichte zu dem gemacht, der ich heute bin!« Ich gebe diesen Menschen recht! Doch auch ihnen würde es guttun, wenn sie ihre Vergangenheit reflektieren würden. Letztendlich ist ihre Gegenwart die Konsequenz aus der Vergangenheit. Hätten wir gewisse Dinge nicht getan, dann wäre auch ihre Gegenwart anders. Ich bin immer für Erkenntnis, auch wenn sie manchmal spät kommt. Wichtig ist, dass wir Dinge erkennen. Nur dann haben wir die Chance, etwas zu verändern, loszulassen oder aufzulösen.

Wer sagt, ohne dieses oder jenes wäre ich nicht der, der ich bin, macht es sich zu einfach. Dadurch wird nichts aufgelöst. In Wirklichkeit hat da jemand lediglich die Opferrolle akzeptiert. Du jedoch bist auf dem Weg zur Selbstliebe und zum Schöpferbewusstsein. Deswegen mach dir die Dinge bewusst, aber peitsche dich deswegen nicht aus und verurteile dich nicht!

Erkenne es, verzeihe anderen, verzeihe dir selbst und werde frei! Es bringt nichts, wenn du dich weiterhin verurteilst für deine Vergangenheit, die längst hinter dir liegt. Damals hast du so reagiert, wie es deinem Bewusstsein entsprochen hat. Du wusstest es nicht besser, und vielleicht hast du auch sehr unreflektiert gelebt und deswegen unbewusst viele Dinge getan, die du heute mit deinem heutigen Bewusstsein nicht mehr tun würdest. Das ist nicht mehr entscheidend. Niemand kann zurückgehen, also verzeihe dir, aber mach nach Möglichkeit denselben Fehler nicht noch einmal.

Wenn du dich selbst verurteilst und dich selbst nicht liebst, ändert das auch nichts an deiner Vergangenheit. Im Gegenteil, du bringst die Vergangenheit in die Gegenwart, und somit trägst du die Schuld und die Tat in deine Gegenwart und Zukunft. Wir können nur die Gegenwart ändern. Also beginne, deine Gegenwart bewusst zu leben, als Schöpfer, als ein Mensch, der sich liebt. Dann wird sich deine Zukunft automatisch ändern. Mach dir bewusst, dass du der wichtigste Mensch in deinem Leben bist. Tu alles für dein Glück. Liebe dich selbst um alles in der Welt. Vielleicht wird dir gelegentlich vorgeworfen, du seiest ganz schön egoistisch. Doch hör nicht darauf. Wenn du voller Liebe zu dir selbst bist, wird dein Umfeld sehr bald gut sein, da ein Mensch, der sich selbst liebt, nichts tun wird, was andere verletzt oder herabwürdigt.

Sicher wirst du, weil du dich liebst, auch öfter Nein sagen, wirst dich öfter von gewissen Dingen zurückziehen. Doch wenn das die Menschen in deinem Umfeld nicht verstehen, dann werden dich diese Menschen höchstwahrscheinlich auch nicht wirklich lieben. Ein Mensch, der dich von Herzen liebt, will, dass du glücklich und zufrieden bist. Er wird dein Nein akzeptieren. Wenn er sich selbst liebt, dann wird er dein Nein auch richtig verstehen und es nicht als ein Nein gegen sich interpretieren. Die meisten Menschen können mit einem Nein nicht wirklich umgehen, weil sie nicht in der Liebe sind und denken, das Nein sei gegen sie oder ihre Person gerichtet. In Wirklichkeit gilt das Nein der Situation und nicht der Person.

Ein Beispiel, das dir hilft, das Ganze besser zu verstehen: Ich bin durch meinen Beruf sehr oft auf Tour und dadurch oft stundenlang mit meinem Team und mit dem Veranstalter im Auto unterwegs. Auf so einer Tour, die manchmal mehrere Wochen dauert, passiert es oft, dass, kaum habe ich das Hotelzimmer verlassen, Menschen um mich herum sind, die irgendetwas von mir wollen. Ich mag und schätze mein Team wirklich sehr, doch ist mir auf einer Tour aufgefallen, dass ich abends, nach meinen Vorträgen, am liebsten sofort aufs Zimmer gegangen wäre, ich es aber, weil ich ein schlechtes Gewissen hatte, nicht getan habe. Ich befürchtete, es könnte von meinem Team als egoistisch aufgefasst werden. Ich saß dann noch mit ihnen zusammen, wir haben etwas getrunken, und es wurde viel geredet, oft auch nur Belangloses. Wenn du wochenlang zusammen bist, sind die Gespräche am Abend oft nur noch banal oder es geht um Themen, die mich nicht interessieren. Ich stellte dann fest, dass mein Körper immer müder wurde. Ich bin über meine Grenzen hinweggegangen.

Ich weiß noch, wie ich mit meiner Freundin an so einem Abend telefoniert habe und sagte: »Puh! Ich bin total müde und wäre am liebsten schon vor einer Stunde ins Bett gegangen!« – »Warum hast du es nicht getan?«– »Ich kann doch das Team nicht allein lassen. Ich bin doch der Chef und muss schauen, dass es ihnen gutgeht!« Meine Freundin lachte und entgegnete: »Sind deine Mitarbeiter nicht erwachsen?« – »Doch, natürlich. Aber ich bin doch dafür verantwortlich, dass es ihnen gutgeht!« –»Ja, du bist für sie verantwortlich, sicher. Aber es ist nicht deine Aufgabe, sie am Feierabend zu unterhalten. Du bist dafür verantwortlich, während der Arbeit dein Bestes zu geben. Deine Mitarbeiter sind erwachsen und können ihre Abende auch ohne dich überleben. Warum gehst du über deine Grenzen hinweg?« Ich wusste in diesem Augenblick, dass sie recht hatte, und trotzdem blieb ich stur und wollte es ihr nicht eingestehen.

Auf dieser Tour kam es dann noch besser: Am nächsten Abend war ich wirklich fertig und sehr müde. Eine Kursteilnehmerin wollte aber unbedingt mit mir und meinem Team nach meinem Vortrag noch etwas trinken gehen. Ich hatte, ehrlich gesagt, überhaupt keine Lust dazu, doch ich wusste, dass die Kursteilnehmerin mit einer Frau aus meinem Team befreundet war. Und weil wir darüber hinaus auch noch selten in der Gegend auf

Tour sind, wollte ich ihr gewissermaßen den Abend nicht vermiesen und dazwischen stehen. Also trafen wir uns am Abend noch zum Essen. Da ich aber, wie erwähnt, sehr müde war, entschloss ich mich, mich an dem eher oberflächlichen Gespräch nicht wirklich zu beteiligen. Ich war nett und freundlich, aber einfach nicht gesprächig. Es waren mit mir ja noch sechs andere Leute am Tisch, die alle erwachsen waren. Ich dachte mir, die schaffen das auch allein. Die Stimmung war nicht ideal, was jedoch für mich kein Problem war, weil ich einfach voll und ganz bei mir war und ich mich schon auf mein Bett im Hotel freute. Am nächsten Tag ging das Drama los. Die Kursteilnehmerin hat sich bei meinem Team beklagt, was denn mit mir los gewesen sei, ich hätte gar nicht geredet und sei total arrogant. Mein Team erzählte mir das, und ich hatte zunächst richtig Schuldgefühle. Doch dann dachte mir: Warum ist man gleich arrogant, wenn man nicht so viel spricht und vor Freude im Kreis herumhüpft! Ich fühlte mich durch die Aussage gekränkt und erzählte es später meiner Freundin am Telefon. Sie sagte: »Wenn du über deine Grenzen gehst, dann gehen die Menschen bei dir auch über die Grenzen! Du solltest es eigentlich besser wissen!« Jetzt erkannte ich, dass sie recht hatte und sah es auch ein, dass ich mich falsch verhalten habe. Denn im Grunde genommen hätte ich einfach zu mir stehen müssen. Ich hatte jedoch unbewusst das Gefühl, ich müsste darauf achten, dass sich jeder im Team wohlfühlt, damit ich freundlich wirke und man mich auf keinen Fall als arrogant bezeichnen könne. Dass man mich dann doch als arrogant hinstellte, lag allein daran, dass ich wieder einmal nicht zu mir selbst stand. Ich habe diese Situation hinterher analysiert und dabei festgestellt, dass ich weder unfreundlich noch arrogant noch ein schlechter Chef, sondern einfach nur müde war.

Ich habe dann mit meinem Team gesprochen und gesagt: »Ich brauche mehr Zeit und Ruhe für mich. Deswegen werde ich mich künftig öfter zurückziehen und nicht mitkommen, wenn ihr noch ausgeht. Nehmt das bitte nicht persönlich. Es hat nichts mit euch zu tun. Ich merke vielmehr, dass es mir oft zu viel wird, und ich kann dann nicht mehr die Leistung bringen, die ich gern bringen möchte und die man von mir erwartet.« Das haben alle in meinem Team verstanden, und ich praktiziere es bis heute so.

Selbstverständlich erlebe ich immer wieder einmal, dass ein Kursteilnehmer es persönlich nimmt, wenn ich mich an der Unterhaltung nicht beteilige oder dass ich mich abends nicht mehr hinsetze und mit dem Team zum Essen oder Trinken gehe. Doch ich fühle mich nicht mehr schlecht dabei. Ich erkläre es, ohne mich rechtfertigen zu müssen. Und das ist sehr wichtig. Ich gebe einfach den wahren Grund für meine Absage an. Dann liegt es an den Mitmenschen, ob sie das verstehen können oder ob sie das Nein persönlich nehmen. Für die Wahrnehmung der anderen kann ich nichts. Es liegt an deren Denken und ihren Mustern. Die müssen sie sich selbst anschauen und zu klären versuchen.

Seitdem fühle ich mich nicht mehr schlecht, wenn ich Nein sage oder mir einfach der Selbstliebe wegen den Raum nehme, den ich brauche. Meine Erfahrung zeigt, dass Menschen, die mir wichtig sind, das verstehen, akzeptieren und mich deswegen nicht verurteilen. Andere verstehen es vielleicht nicht. Doch sind das nicht die Menschen, die mir nahe und mir wirklich wichtig sind. Ich sorge lieber gut für mich selbst, als für jemanden, der nicht wirklich eine Rolle in meinem Leben spielt.

Viel zu oft wollen wir es allen recht machen. Doch damit solltest du aufhören, wenn du dich selbst mehr lieben willst. Der erste und wichtigste Mensch bist du selbst. Ich kann es nicht oft genug sagen! Dein näheres Umfeld und du sollten wirklich prüfen, ob du dich selbst verraten willst für Menschen, die im Grunde genommen keine zentrale Rolle in deinem Leben spielen.

Eines ist in diesem Zusammenhang noch wichtig: Wenn du Angst hast, es könnte negativ über dich gesprochen werden, dann mach dir bewusst, dass immer irgendjemand über dich spricht, egal, was du machst. Leg nicht so viel Wert darauf! Je mehr Wert du darauf legst, was andere über dich reden oder denken, umso schlimmer wird deine Resonanz und desto mehr spricht man über dich! Um deiner Selbstliebe wegen sollte dir klar sein, dass Menschen, die dich schlecht machen, weil du vielleicht in irgendeiner Situation Nein gesagt hast, ohnedies nicht in dein näheres Umfeld gehören. Auf solche Menschen kannst du verzichten. Ich empfehle dir auch, dein Umfeld immer wieder einmal zu überprüfen und zu überlegen, wer zu deinem Leben gehört und wer nicht. Das ändert sich immer wieder einmal und hängt häufig von deiner jeweiligen Lebenssituation ab. Je mehr ich zu mir gefunden habe, desto einfacher ist es mir gefallen, mich von Menschen zu verabschieden, die nicht mehr in mein Leben gehörten. Ich prüfe das wirklich alle sechs Monate, da gewisse Menschen mich für eine gewisse Zeit intensiv begleitet haben und Teil meines Lebens waren. Doch so, wie ich mich ständig verändere, so verändern sich auch die Menschen in meinem Umfeld. Daher ist es nur konsequent, dass einige dadurch nicht mehr in mein Leben passen.

Es ist sicher nicht leicht, Menschen gehen zu lassen. Doch auch das ist für mich persönlich eine sehr wichtige Übung. Oft verrät man sich lieber selbst, als einen Menschen ziehen zu lassen. Einen solchen Verrat an mir selbst begehe ich nicht mehr, denn ich weiß, dass es meiner Selbstliebe abträglich wäre. Diese Grenze bringt mich mir näher, und am Ende zieht es auch wahre Freunde in mein Leben stärker hinein, wenn ich den Mut habe, Menschen gehen zu lassen, bei denen die Beziehung zu mir nicht mehr stimmig ist. Versuche aber, diese Menschen nicht zu verurteilen oder dich über sie zu stellen. Lass einfach los, damit du dich selbst nicht verrätst. Vielleicht hilft es dir, zumal am Anfang, wenn du auf einem Blatt Papier drei Spalten machst und in die linke Spalte alle Menschen einträgst, bei denen du dir sicher bist, dass sie in dein Leben gehören. In die mittlere Spalte trägst du alle Menschen ein, bei denen du dir nicht sicher bist und schwankst, und in die rechte Spalte trägst du alle Menschen ein, von denen du genau weißt, dass sie nicht mehr in dein Leben gehören und von denen du dich verabschieden musst. Das wird dir nicht schwer fallen, wenn du die Übungen in diesem Buch zum Thema Selbstliebe gemacht hast. Mach unbedingt zuerst die Einteilung, bevor du im Buch weiterliest.

Menschen, die fest zu mir gehören	**Menschen, von denen ich nicht sicher bin, ob sie noch zu mir gehören**	**Menschen, von denen ich mich verabschieden muss**
Christine P. Roger M. N. N.	Lennart S. Alex R. N. N.	Elisabeth H.

Der Umgang mit den Menschen in der mittleren Spalte ist vielleicht etwas problematisch, da es ja jene Menschen sind, von denen du nicht genau weißt, ob sie noch zu dir gehören. Wenn du ehrlich zu dir bist, stehen in dieser Spalte Personen, von denen du dich eigentlich verabschieden solltest. Vielleicht sind es Menschen, bei denen es dir schwerfällt, dich von ihnen zu trennen. Vielleicht, weil du die Hoffnung hast, dieser oder jener Mensch könnte sich verändern und dann wäre es wieder so wie früher. Sei aufrichtig! Ist es nicht so, dass du dir nur etwas vomachst? Vielleicht schon seit Monaten oder gar Jahren? Natürlich könnte sich der Mensch noch ändern. Aber hat er sich nicht bereits in eine andere Richtung verändert? Deswegen ist die momentane Situation nicht mehr stimmig. Dass er wieder so wird, wie er einmal war, ist eher illusorisch, zumal wenn du das schon seit Monaten oder Jahren hoffst. Mach dir bewusst, dass du niemanden verändern kannst. Das liegt nicht in deiner Hand. Und sei gewiss: Manchmal gibt es auch den Fall, dass ein Mensch, von dem man sich verabschiedet hat und den man ziehen ließ, früher oder später wieder in dein Leben einkehrt, wenn er wirklich zu deinem Leben gehört hat. Also lass ihn gehen! Liebe dich selbst!

Mit einigen hast du vielleicht schon eine lange gemeinsame Vergangenheit, hast viele Dinge, die euch geprägt haben und die euch verbinden, mit ihm erlebt. Doch wenn diese prägenden gemeinsamen Ereignisse nur in der Vergangenheit waren, dann nützt dir das nichts. Schließlich lebst du heute und nicht in der Vergangenheit!

Einige gehören in deine Familie oder in die Familie deines Partners. In diesen Fällen ist es doppelt schwer, sich von ihnen zu verabschieden und sie ziehen zu lassen. Doch auch hier ist eine Trennung nicht nur möglich, sondern sogar notwendig, wenn diese Menschen nicht mehr zu dir passen oder noch nie so richtig gepasst haben. Vielleicht ist auch stimmiger, den Kontakt zu dem betreffenden Menschen lediglich auf ein Minimum zu reduzieren, statt ihn ganz gehen zu lassen. Falls du also einen Menschen in dein Leben lässt, der aus verschiedenen Gründen nicht mehr zu dir passt, dann hör wenigstens auf, dich selbst zu belügen und zu verraten. Sei ehrlich und entscheide für dich, dass dieser Mensch nicht mehr in dein Leben gehört!

Sag daher zum Beispiel: »Ich entscheide mich ganz bewusst, N. N. in meinem Leben zu belassen!« Und jetzt kommt etwas sehr Wichtiges, das du unbedingt bedenken solltest, damit du dich nicht selbst verrätst: Ab jetzt akzeptierst du den Menschen so, wie er ist, mit all seinen Mängeln und seiner Art, mit seinen Fehlern und Eigenheiten. Mach dir bewusst, dass du ihn nicht ändern kannst. Dennoch hast du dich dazu entschlossen, ihn nicht gehen zu lassen. Also mach ihm auch keine Vorwürfe mehr! Versuche ihn auch nicht zu ändern und höre auf, dich über ihn zu beklagen, zu lästern und dich von ihm runterziehen zu lassen. Beschwere dich nicht, dass er durch seine Art und sein Verhalten, das du ja akzeptiert hast, die Macht hat, deinen Selbstwert und deine Selbstliebe zu schmälern. Bleibe bei dir, egal was er tut, gehe nicht in eine negative Emotion. Das ist am Anfang nicht leicht, doch es ist möglich. Du hast dich dazu entschieden. Wenn du dann nicht mehr darauf reagierst, dann verrätst du dich und die Liebe zu dir wenigstens nicht. Ich wünsche dir gutes Gelingen beim Loslassen!

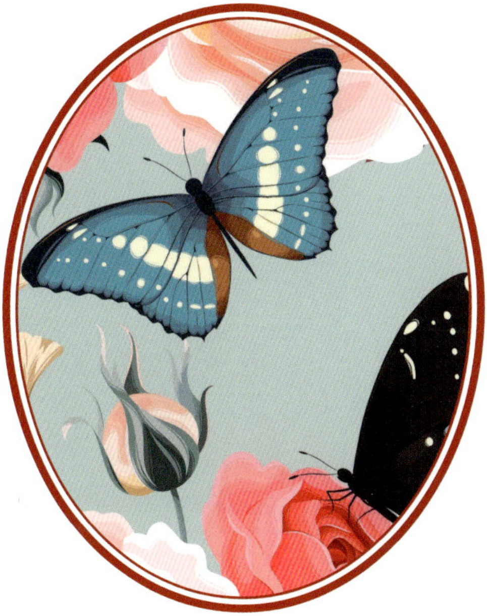

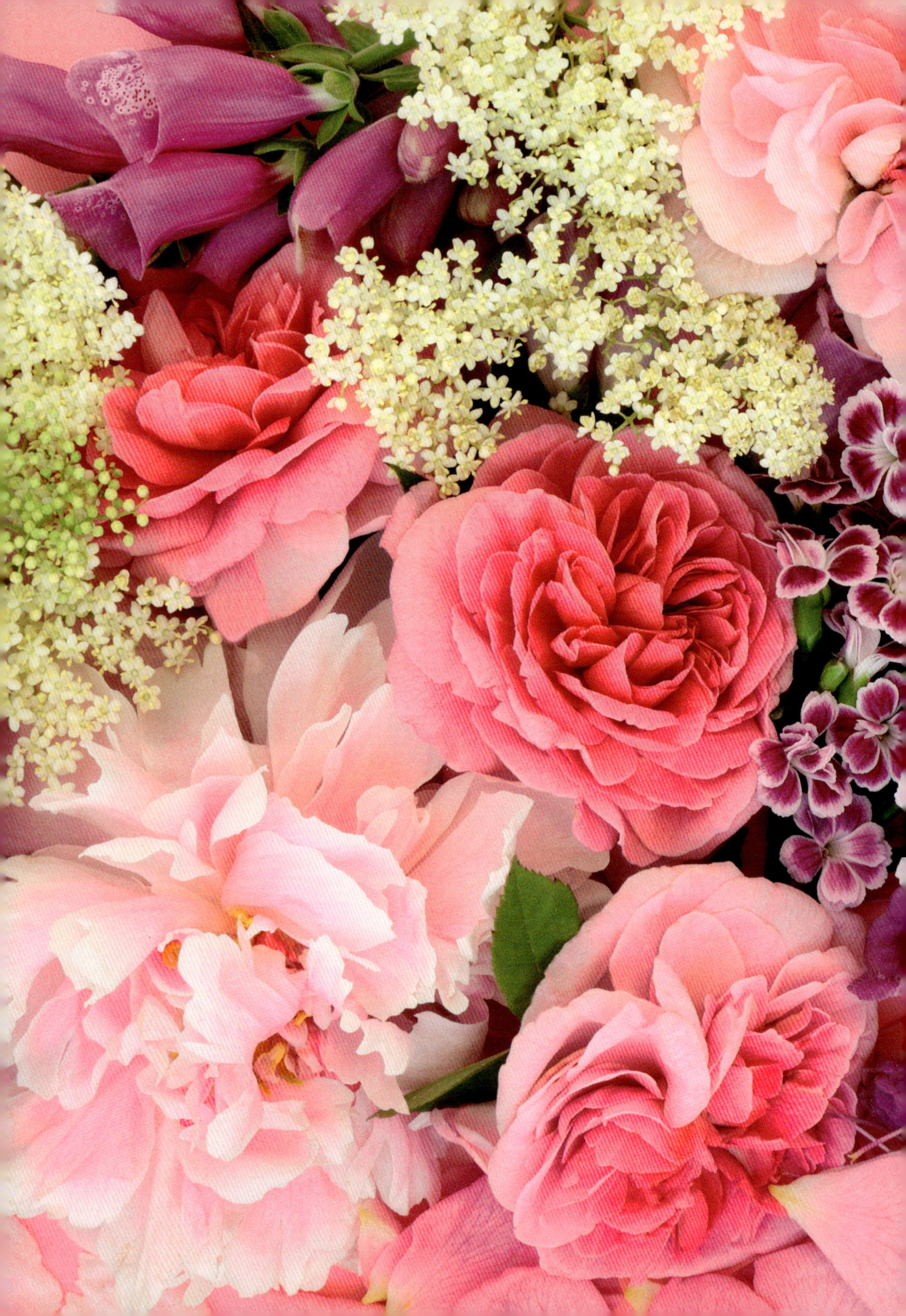

Was dich aus der Bahn wirft

Wenn man beginnt, an seiner Persönlichkeit zu arbeiten und sich langsam immer mehr zur Selbstliebe hin bewegt, bringt das naturgemäß viele Veränderungen mit sich. Am Anfang ist es nicht leicht, sich ständig bewusst zu machen, dass man näher an seine Selbstliebe kommen und mit aller Energie daran arbeiten möchte. Da wir normalerweise unseren Routinen folgen, ist es schwer, neue Dinge, neues Denken, neues Handeln und neue Routinen in den Alltag zu integrieren. Ich erlebe das oft in den Kursen, bei denen es darum geht, seine Persönlichkeit neu zu kreieren und sein Leben zu verändern.

Am Anfang lesen die Menschen oft ein Buch oder besuchen einen Kurs und sind hoch motiviert. Doch schon nach wenigen Tagen haben viele es bewusst verdrängt oder bereits vergessen, dass sie an ihrer Persönlichkeit arbeiten wollten, weil sie schon wieder in ihren alten Routinen gefangen sind und der Alltag bereits wieder die Kontrolle über ihr Leben übernommen hat. Doch genau darauf gilt es besonders zu achten. Das ist eine der größten Fallen auf dem Weg zu mehr Selbstliebe. Einige haben vielleicht bereits mit den Übungen begonnen, andere sind immer noch damit beschäftig, zuerst einmal zu lesen und zu schauen, was ich da Schlaues erzähle. Doch auch wenn es banal klingt: Veränderung findet nur statt, wenn du beginnst, das Gelesene und Gelernte umzusetzen. Du wirst feststellen, dass diese »Arbeit« an dir die ersten dreißig Tage schwerfällt, doch dann werden die neuen Handlungen, der neue Umgang mit dir immer mehr zur Routine, sodass du das alles schließlich als ganz normal empfindest. Ab dann treten die großen Veränderungen immer mehr in dein Leben ein. Deswegen dauern fast alle meine *Enjoy this Life®-Konzepte* dreißig Tage. Damit sich das Neue tief und fest in deinem Unterbewusstsein verankern kann und damit endlich fünfundneunzig Prozent *für* dich und nicht mehr *gegen* dich arbeiten.

Hier ein paar Tipps für die ersten Tage: Vielfach haben wir schon nach wenigen Tagen vergessen, dass wir eigentlich an unserer Selbstliebe arbeiten wollten. Wenn es uns dann doch wieder einfällt, fehlen uns oft die Energie und die Kraft, wieder von vorn zu beginnen. Daher ist eine gute Vorbereitung sehr vorteilhaft. Wähle dir aus diesem Buch ein paar Übungen, die du zum Beispiel sieben Tage lang durchführen willst, ganz egal, welche es sind. Du kannst die Tage nach deinem Gutdünken variieren. Doch mach dir einen Plan und versuche nach Möglichkeit, dich daran zu halten. Und mach dir, bevor du beginnst, bewusst, welche Situationen oder Ereignisse dich aus der Bahn werfen könnten. Vielleicht sind es alltägliche Routinen, die dich immer wieder an deiner Selbstliebe zweifeln lassen.

Das kann dir beispielsweise passieren, wenn du einer Person begegnest, die dich mit ihrem Verhalten oder ihrer Reaktion aus der Bahn wirft, sodass du an dir zu zweifeln beginnst. In solchen Fällen solltest du eine andere Strategie anwenden für die Zeit, in der du intensiv an dir arbeitest. Reduziere beispielsweise in dieser Zeit den Kontakt auf ein Minimum, sofern es möglich ist. Wenn diese Person zum Beispiel dein Chef ist, dann lege dir eine neue Strategie zurecht. Führe dir vor Augen, dass du jedes Mal, wenn du aus der Selbstliebe fällst, in einen Mangelzustand verfällst. Wenn dir das klar ist, dann sage innerlich zu dir: »Stopp!« Nimm dir kurz Zeit, um dich zu sammeln, und sage zu dir: »Es ist kein Problem, dass ich kurz in einen Mangelzustand gefallen bin. Ich bin stolz auf mich, weil ich es bemerkt habe. Und jetzt gehe ich wieder in die Selbstliebe!« Allein dieses Bewusstmachen hilft dir, nicht in die früheren unbewussten Verhaltensweisen zurückzufallen, die du bereits abgelegt hast. Nimm dir ferner Zeit und achte darauf, wann und in welchen Situationen du eventuell in Schwierigkeiten geraten könntest, und was dich dabei aus der Selbstliebe bringen könnte. Überlege dir, wie du diese Situationen vermeiden, wie du sie umgehen kannst, bevor sie eintreffen.

Eine gute Planung für den Notfall ist schon die halbe Miete. Und noch ein Tipp: Leg ein Startdatum fest, an dem du intensiv beginnen möchtest, an dir zu arbeiten. Vielleicht hast du bald Urlaub, was für den Beginn deiner Arbeit an dir ein idealer Zeitpunkt wäre, auch wenn du am liebsten sofort mit der Arbeit an dir beginnen würdest. Fixiere auf jeden Fall einen Termin für deinen Start. Sage zum Beispiel: »Der Soundsovielte ist der erste Tag, an dem ich beginne, an meiner Selbstliebe zu arbeiten und an dem ich mein Leben zum Positiven hin verändern werde!« Für den Starttag empfehle ich dir, Post-its zu kaufen und sie in deinem Haus bzw. deiner Wohnung und im Büro zu verteilen. Du könntest den Titel des Buches darauf notieren: *Love yourself. Weil du der wichtigste Mensch in deinem Leben bist* oder einfach nur *Selbstliebe.* Du kannst auch nur ein Herz darauf malen oder etwas, was dich daran erinnert, dass du ab jetzt voll und ganz in die Selbstliebe gehen willst. Du kannst auch ein Hintergrundbild auf deinem Smartphone wählen, das dich daran erinnert. Das Gleiche gilt für deinen PC. Such dir Dinge, die dich so oft wie möglich an das Projekt *Selbstliebe* erinnern.

Ich hatte früher solche Zettel im Auto, im Büro, auf dem Handy, dem PC, am Kühlschrank, im Klo, an der Dusche, am Spiegel, in Büchern, im Kleiderschrank, an der Waschmaschine, einfach überall. Es sah lustig aus und hat mich am Anfang daran erinnert, dass ich dabei bin, an meiner Persönlichkeitsentwicklung zu arbeiten. Immer, wenn ich einen Zettel sah, habe ich mich kurz gefragt, ob ich noch im Plan bin. Wenn ja, dann habe ich mir gratuliert, und wenn nicht, habe ich mir kurz Zeit genommen und erst dann mit den alltäglichen Dingen weiter gemacht, wenn ich wieder in der Liebe zu mir selbst war. Du kannst dir auch einen Freund oder eine Freundin zu Hilfe nehmen und sie bitten, dir täglich eine SMS oder WhatsApp zur Erinnerung zu schicken. Falls das nicht möglich ist, kannst du mir auch auf Instagram folgen. Dort poste ich jeden Tag Inputs und Zitate zum Thema Persönlichkeitsentwicklung. Auch sie können dich täglich daran erinnern, dass du auf einem neuen Weg zu dir selbst bist.

Auf Instagram gibt es auch die Möglichkeit, mir bei Live-Videos oder bei den Posts Fragen zu stellen. Instagram ist kostenlos! In welcher Form du dich erinnern lässt, spielt keine Rolle. Mach dir jedenfalls so viele Erinnerungen wie möglich. Damit hast du gerade am Anfang den größten Erfolg. Wir sind oft dermaßen stark in unseren Routinen gefangen, dass es uns äußerst schwer fällt, sie zu durchbrechen und neue, positive Handlungen in unseren Alltag zu integrieren. Manche Routinen sind sehr gut, wenn du zum Beispiel die Meditation in diesem Buch zu einer alltäglichen Routine machst und mit ihr in deinen Tag startest oder ihn damit beendest. Du kannst dir auch die CD, die den gleichen Titel hat, besorgen und dir jeden Tag meine Affirmationen anhören. Sie helfen dir, in dein neues Leben zu starten. Denk über Erinnerungen nach, die dir helfen.

Mach dir im nächsten Schritt bewusst, dass es Rückschläge geben kann und dass diese normal sind. Einen wirklichen Rückschlag stellt es nur dar, wenn du aufgibst. Dann hast du wirklich verloren. Solltest du einen Rückschlag haben, dann verzeihe dir! Jammere nicht herum, sondern bedanke dich dafür, dass es dir bewusst wurde und versuche erneut, in deine neue Routine der Selbstliebe hineinzugehen. Lass dich von Rückschlägen nicht entmutigen und aufhalten! Das ist sehr wichtig. Ich arbeite schon seit Jahren an mir und gebe die Methoden an Tausende von Menschen weiter, und dennoch passiert es auch mir, dass ich ab und zu einmal in alte Verhaltensmuster falle und in einen Mangel gehe. Das gehört für mich dazu. Es ist nicht schlimm. Schlimm wäre es nur, wenn ich aufgeben und mir sagen würde: »Diese Methode funktioniert bei mir nicht! Vielleicht funktioniert sie bei den anderen!« Ein solcher Gedanke kann ein Glaubenssatz sein: Bei allen Menschen funktioniert Persönlichkeitsentwicklung, nur bei mir nicht. Vielleicht sind wir manchmal auch schon viele Jahre oder Jahrzehnte in alten Verhaltensmustern gefangen, sodass es Zeit braucht, aus ihnen herauszukommen.

Für mich ist es ein Test, wenn ich herausfalle, ein Test, bei dem ich prüfen möchte, ob ich aufgebe oder immer noch an mich und meine Selbstliebe glaube. Es gibt auch Menschen, die mich prüfen, ob und wie ernst mir meine Selbstliebe ist. Diese Tester können manchmal ganz schön nervig sein. Doch immer, wenn ein Mensch dich vom Weg abbringen und dich in deinen Mangel zurückdrängen möchte, solltest du dir bewusst machen, dass es nur ein Test ist, den dir das Leben schickt, um dich zu prüfen, wie ernst es dir mit deiner Selbstliebe ist. Gib nicht auf! Es ist nur die Sicht und Meinung eines Menschen, der dich prüfen will. Führ dir vor Augen, dass es für deine Freunde, die Familie, deinen Partner manchmal schwer ist, wenn du beginnst, dich zu verändern. Es macht ihnen vielleicht Angst, und sie würden dich am liebsten wieder in deiner alten Rolle haben. Viele werden vielleicht auch sagen:

»Du hast dich verändert!« Manchen macht es auch deswegen Angst, weil sie glauben, Veränderung sei etwas Negatives. In Wirklichkeit sagen sie dir ja nur: »Du bist nicht mehr so, wie du einmal warst!« Doch das ist genau das Ziel einer Persönlichkeitsentwicklung. Ein Mensch, der sich selbst liebt, ist keine Marionette seines Umfelds mehr. Und natürlich empfinden das manche Menschen nicht so toll, weil sie dich dadurch nicht mehr einschätzen können und sie Angst haben, dich zu verlieren oder dass du dich selbst verlieren könntest. Doch das ist nur ein Spiegel ihrer eigenen Ängste! Lass dich davon nicht irritieren! Bleibe in der Selbstliebe. Mit der Zeit wird sich dein neues Umfeld an dein neues positives Ich gewöhnen, auch wenn jemand dabei sein sollte, der dann mit dir nicht mehr kann. Lass ihn gehen. Er kann nicht mehr mit dir, weil du dich selbst liebst und nicht mehr nach seiner Pfeife tanzt. Auf solche Menschen kannst du gern verzichten.

Doch sei dir darüber im Klaren, dass dein Umfeld auf dich reagieren wird und dass einige dich wieder so haben möchten, wie du einmal warst, weil sie damals einschätzen, biegen und kontrollieren konnten. Sie kannten dich und wussten, wie du reagieren würdest. Damit ist es nun vorbei. Lass dich nicht davon abhalten, deinen Weg zu gehen. Das wird die größte Challenge in deinem neuen Leben sein. Werde ein Mensch, der sich selbst liebt und der solchen Situationen mit einem Lächeln begegnet, weiß er doch, dass es lediglich Tests sind.

Verurteile die Menschen nicht! Sie meinen es meistens nicht böse. Sie sind auch nur in ihren Routinen gefangen. Wenn dann jemand ausbricht, dann werden auch sie in ihren Routinen gestört. Das macht vielen Menschen wirklich Angst. Verlange nicht von ihnen, dass sie deine Veränderung verstehen und akzeptieren und verlange nicht, dass sie sich auch verändern müssen. Kümmere dich um *deine* Selbstliebe, um *deine* persönliche Entwicklung. Dann wirst du vielleicht einigen als Vorbild dienen, und sie wollen sich auch verändern. Dann stößt du auf offene Ohren. Du solltest es dir wert sein, der wertvollste Mensch in deinem Leben zu sein. Genieße das Leben! Genieße dein Glück! Lebe im Hier und Jetzt! Lebe den Moment!

Wenn du nicht in der Selbstliebe bist, fällt es dir häufig schwer, das Leben zu genießen und dich über die kleinen, wunderbaren Dinge in deinem Leben zu freuen. Oft haben Menschen mit geringer Selbstliebe sogar ein schlechtes Gewissen, wenn sie ihr Leben genießen und glücklich sein möchten. Ich habe dazu die *Enjoy this Life®-Methode* entwickelt, mit einem Buch, einem Live-Seminar und Online-Kursen.

Du darfst es dir erlauben, glücklich zu sein und dein Leben zu genießen. Prüfe einmal sehr ehrlich, wie es in deinem Leben mit dem Genießen steht. Fühlst du dich vielleicht schlecht, wenn bei dir alles in Ordnung ist, es in deinem Umfeld aber Menschen gibt, denen es nicht gutgeht? Das ist für viele Menschen ein Thema, die noch nicht in der Selbstliebe sind bzw. die noch aktiv an ihrer Selbstliebe arbeiten. Sei dir darüber im Klaren, dass es den Menschen um dich herum auch nicht besser geht, wenn du dein Leben nicht genießen kannst oder es sogar absichtlich kleinredest und schlecht machst, nur weil du niemand um dich herum damit verletzen willst. Selbstliebe heißt nicht, ignorant zu sein. Selbstliebe bedeutet, dass es dir auf allen Ebenen gutgehen darf, dass du dich darüber freuen darfst und dass du erkennen solltest, was in deinem Leben alles toll ist, auch wenn es nicht jedem Menschen gutgeht. Schließlich hast du ja auch dafür etwas getan und an dir gearbeitet. Also beginne, es zu genießen. Freu dich vor allem auch wieder an Kleinigkeiten. Lerne die kleinen Dinge wieder zu schätzen. Dann wirst feststellen, dass du viel zufriedener und gelassener wirst. Oft sind Menschen schon so stark trainiert worden, dass sie nur auf die großen Dinge, die großen Leistungen achten, sich nur über teure Sachen freuen und dabei all das Kleine, Schöne übersehen.

Eine wirklich wunderbare Übung ist es, sich täglich dreißig bis neunzig Minuten Zeit zu nehmen, um sich all der Kleinigkeiten, der kleinen Kostbarkeiten in unserem Leben bewusst zu werden, Dinge, die einfach wunderbar und schön sind. Wenn wir diese Gabe verlieren, wird es mit der Zeit immer schwerer, sich überhaupt noch über etwas zu freuen. Gerade in den kleinen alltäglichen, wunderbaren Dingen steckt oft die größte Magie. Wenn wir uns bewusst darauf einlassen und uns das in Erinnerung rufen, dann merken wir, in welch wunderbaren Welt wir leben und welch wunderbares Leben wir haben.

Ich spiele oft mit meiner Freundin und meinem Sohn folgendes Spiel. Jeder nennt zehn Dinge, die er an diesem Tag besonders schön fand, die ihn besonders berührt oder die ihn besonders glücklich gemacht haben. Man kann natürlich die Dinge auch abändern. Du kannst dieses Spiel auch allein machen. Ich spiele es gern mit anderen Menschen, weil mir beim Aufzählen bewusst wird, dass ich bestimmte Dinge nicht bemerkt oder gesehen habe, die beispielsweise meiner Freundin besonders gefallen haben. Oder mir fällt bei meinem sechsjährigen Sohn auf, dass er die Welt ganz anders wahrnimmt als ich. Dann fällt mir häufig auf, dass für ihn Dinge wunderbar und voller Genuss sind, die wir Erwachsenen völlig vergessen haben. Kinder können sich unglaublich über Kleinigkeiten freuen. Dabei können auch wir Erwachsenen das. Leider scheinen wir es verlernt zu haben oder wir kommen uns blöd vor, wenn wir uns über alltägliche Dinge freuen.

> Beginne dein Leben wieder voll und ganz zu genießen. Freu dich darüber, dass es dir gutgeht! Denke daran, dass es deinem näheren Umfeld nur dann auch richtig gutgeht, wenn du glücklich bist, wenn du auf dich achtest. Nur dann hast du mehr Kraft, Liebe, Freude, Spaß und Energie, um sie mit deinen Mitmenschen zu teilen.

Einige Menschen im Coaching sagen häufig: »In meinem Leben gibt es im Moment nichts, was ich genießen oder worüber ich mich besonders freuen könnte.« Ich weiß, dass das nicht der Wahrheit entspricht. Diese Menschen sind an einem so tiefen Punkt in ihrem Leben, wo sie nicht mehr erkennen können, was es alles Schönes in ihrem Leben gibt. Dann erwidere ich meistens: »Das ist nicht schlimm. Dann fang doch an, dich über andere Menschen zu freuen, denen es gutgeht, die etwas erreicht haben und bei denen etwas gut gelaufen ist. Versuche, dich wirklich zu freuen, nicht einfach nur so, weil du höflich sein willst. Freue dich zum Beispiel, wenn dein Nachbar sich einen neuen Ferrari gekauft hat. Sag ihm das auch, dass du dich für ihn freust, und dass es ein unglaublich tolles Auto ist.« Es ist auch völlig egal, worum es geht. Es muss nur etwas sein, worüber du dich bei einem anderen Menschen wirklich freuen kannst.

Jetzt wird es wieder spannend. Für dein Unterbewusstsein spielt es keine Rolle, ob die Freude dir gilt oder deinem Nachbarn. Es produziert dann Glückshormone, wenn du dich freust. Dann wirst du plötzlich auch die wunderbaren Dinge in deinem Leben besser sehen können. Wichtig ist dabei lediglich, dass du nicht vergleichst, was andere haben und du nicht. Das ist Mangelbewusstsein. Es funktioniert nur, wenn du dich tatsächlich für andere freuen kannst. Dann wirst du feststellen, wie dich diese einfache Übung immer mehr und mehr zu dir bringt und dir hilft, selbst genießen zu können. Höre auf, neidisch zu sein, andere zu verurteilen und herabzuwürdigen für das, was sie haben. Das zeigt nur, dass du an einem Mangel an Selbstliebe leidest. Jemand, der sich wirklich selbst liebt, der kann sich auch für andere Menschen freuen, wenn es ihnen gutgeht. Doch am besten ist es, bei dir zu beginnen.

Nimm dir täglich kurz Zeit, um deinen Tag zu reflektieren und dir bewusst zu machen, wie toll er war. Erinnere dich an die vielen schönen kleinen Dinge, die du erlebt hast. Wenn du dich gestresst fühlst, dann mach bewusst eine Pause und entspanne dich. Sei es dir wert, eine Mini-Auszeit zu nehmen. Gönne dir auch alle paar Stunden eine kurze Pause, in der du bewusst atmest und dir dabei überlegst, was du schon alles erreicht hast. Erfülle dich kurz mit deiner Liebe zu dir selbst durch deinen Atem. Stell dir vor, dass du beim Einatmen Liebe aufnimmst und beim Ausatmen alles ausatmest, was schwer ist und was dich belastet. Wenn du diese Übung alle paar Stunden etwa zwei bis zehn Minuten machst, wirst du feststellen, wie leicht diese Übung ist und welch enorme Wirkung sie hat. Enjoy this Life und genieße dein Leben in vollen Zügen. Du hast es verdient!

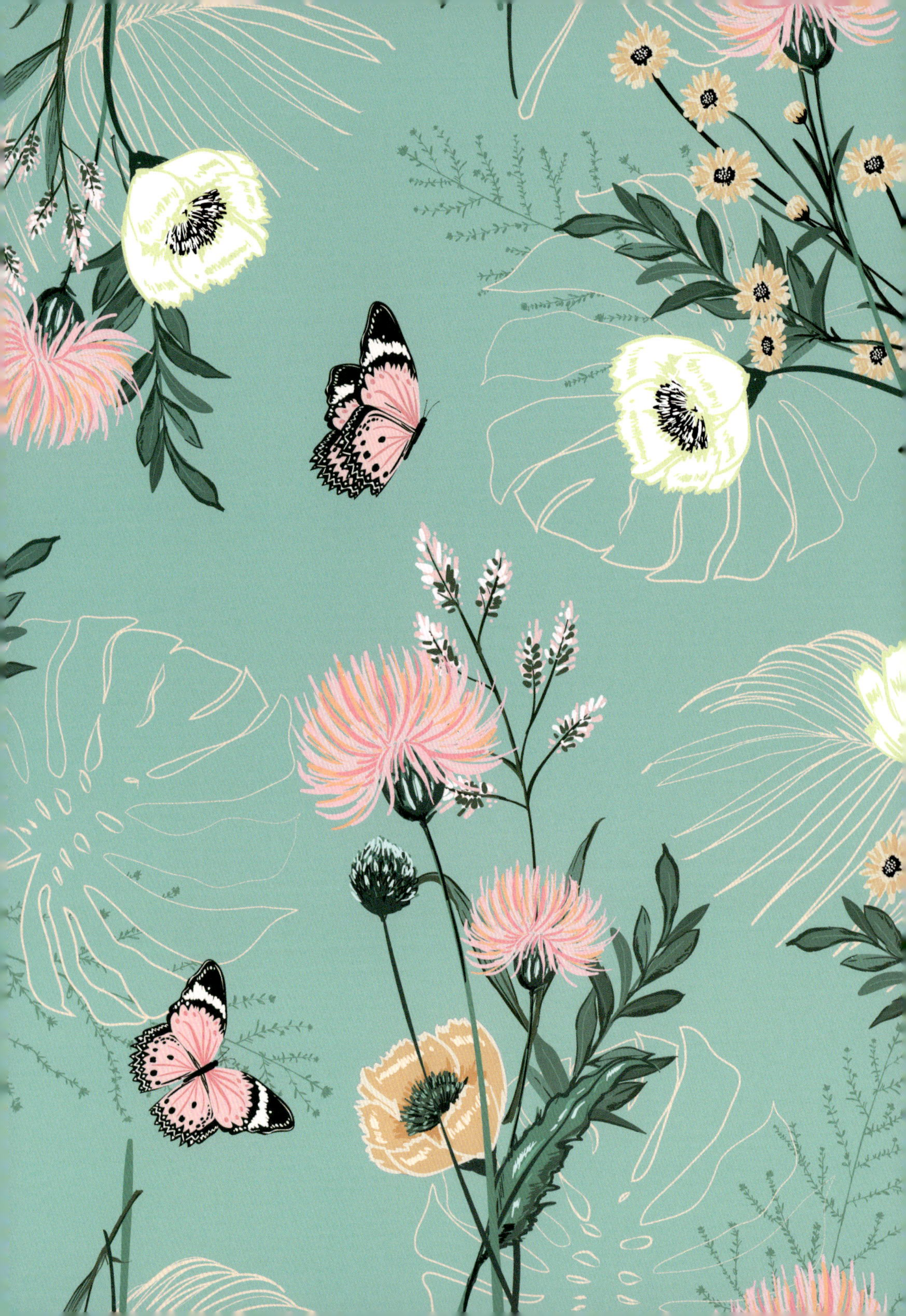

Grenzen setzen und für sich einstehen

In diesem Abschnitt darf ich noch einmal ein paar Punkte zusammenfassen, um dir vor Augen zu führen, wie wichtig sie sind und welch unglaubliche Wirkung sie haben. Selbstliebe hat viel mit Lernen zu tun und für seine Bedürfnisse einzustehen. Dazu gehört auch, einmal Nein zu sagen, ohne dabei ein schlechtes Gewissen zu haben. Du sollst aber nicht nur der Außenwelt Grenzen setzen, sondern auch deine inneren Grenzen akzeptieren und nicht über sie hinweggehen, indem du dir zum Beispiel einen starken Leistungsdruck auferlegst. Achte immer mal wieder auf deinen Körper! Nimm dir jeden Tag zwei- bis dreimal kurz Zeit, um in dich hineinzufühlen, darauf zu achten, wie es dir gerade geht, ob du gerade gestresst bist. Stress macht auf Dauer krank. Er bringt dich aus dem Gleichgewicht und bringt dich von deiner Selbstliebe ab. Lerne deinen Körper aufmerksam kennen, sodass du merkst, wenn du über deine Grenzen gehst.

Oft liegt unser Fokus beim Grenzensetzen auf dem Außen. Wir achten am Anfang sehr darauf, dass die Menschen um uns herum nicht ständig über unsere Grenzen hinweggehen. Wir achten darauf, dass wir nicht Ja sagen, wenn wir eigentlich Nein sagen müssten. Das ist alles richtig und gut und sogar außerordentlich wichtig für die Selbstliebe. Doch wenn wir unsere Grenzen nicht achten, schützen und schätzen, dann wird auch unser Umfeld, das Außen, unsere Grenzen nicht achten und schätzen. Viele Menschen, für die die Selbstliebe kein wirklich wichtiges Thema ist, achten ihre Grenzen nicht. Meines Erachtens ist das Thema Selbstliebe für alle Menschen von größter Bedeutung. Jeder Mensch hat Phasen in seinem Leben, in denen das für ihn nicht so wichtig ist, in denen er nicht besonders aktiv an seiner Selbstliebe arbeitet und in denen er nicht besonders achtsam mit sich umgeht. Dieses Problem hatte ich selbst vor Kurzem auch wieder einmal. Ich bin über meine Grenzen gegangen, ohne es bewusst wahrgenommen zu haben. Du siehst, dass es auch in meinem Leben immer wieder Situationen gibt, in denen ich in Fallen laufe, obschon ich mich schon lange mit dem Thema Persönlichkeitsentwicklung beschäftige. Diese Geschichte hilft dir, dich selbst besser zu verstehen, wenn du in ähnliche Fallen tappst.

Für mich sind Fallen nicht weiter schlimm. In eine Falle zu gehen, macht mich menschlich, und ich kann über mich lachen, was die Situation erleichtert. Ich fühle mich auch nicht schlecht oder denke: »Gott, wie peinlich bist du denn! Du gibst Seminare und schreibst Bücher zu diesem Thema und bist selbst auch nicht besser!« Solche Gedanken hatte ich früher, heute nicht mehr, denn ich weiß, auch wenn ich Fehler mache, auch wenn ich nicht perfekt bin, ändert das nichts an der Wahrheit meiner Bücher oder meiner Seminare. Ich konnte es einfach in dem Moment selbst nicht umsetzen und danach leben, doch das macht deswegen keinen schlechten Coach aus mir. Selbstverständlich sollten wir nach Möglichkeit vorleben, was wir predigen, das beinhaltet jedoch auch, dass ich mir Fehler und Rückschritte zugestehe und sie mir verzeihe. Sie gehören für mich zur Persönlichkeitsentwicklung.

Doch zu meiner Geschichte: Es begann langsam, schleichend, etwa Ende 2018. Da haben meine Tour-Veranstalter in Österreich und ich uns von einem Tag auf den anderen getrennt, weil für beide Seiten die Zusammenarbeit nicht mehr stimmig war. Österreich ist für mich ein Land, in dem ich sehr gern Events veranstalte. Ich schätze sowohl die Menschen als auch die Natur sehr, und deswegen gab es für mich zu keiner Zeit einen Zweifel, Österreich auch weiterhin zu besuchen und dort Events zu veranstalten. Doch ohne Tour-Manager bzw. Veranstalter ist so etwas nicht ganz so leicht. Es gibt zwar viele Veranstalter, doch nur wenige, die aus meiner Sicht für meine Arbeit stimmig sind und zu mir passen. Somit entschloss ich mich zusammen mit meinem Team, es ohne Veranstalter zu versuchen. Die Idee war gut, doch bedeutete es auch, dass wir wesentlich mehr Arbeit hatten und in der Konsequenz, dass wir möglichst schnell gute neue Mitarbeiter brauchten. Nebenher musste aber die Tour in den anderen Ländern weiterlaufen. So mussten wir alle an unsere Grenzen gehen. Nun lag der Fokus auf einmal auf den neuen Touren und nicht mehr auf dem jeweils nächsten Event. Die Resonanz, die daraus erfolgte, war, dass die nächsten Events viel schlechter besucht waren als noch ein Jahr davor. Das führte zu erheblichen finanziellen Einbußen. Die Kosten, die durch die neuen Mitarbeiter entstanden waren, hatten sich nämlich verdoppelt. Jetzt kam also zu allen Problemen auch noch ein finanzieller Druck hinzu. Ich machte mir darüber jedoch keine großen Gedanken, sondern sagte mir: »Da müssen wir jetzt durch. Einfach ein bisschen länger und mehr arbeiten, und am Ende wird es dann gut.«

Für mich bedeutete es vor allem, dass ich keine Freizeit mehr hatte. Im Januar 2019 startete dann zusätzlich auch noch meine neue Ausbildungsklasse. Ich hatte fünf Jahre lang keine neuen Schüler mehr, und jetzt kam ausgerechnet zu diesem äußerst ungünstigen Zeitpunkt auch noch der Start der neuen Schule. Dann hatte ich noch die Idee: »Puh, ein Buch zum Thema Selbstliebe könnte ich ja auch noch schreiben!« Also begann ich nebenher zu schreiben, während ich gleichzeitig noch in halb Europa auf Tour war. Und da spürte ich, dass ich mich eigentlich gerade nur noch von einem Termin zum nächsten durchhangle. Ja, der Test hat mich eingeholt, und ich habe es lange nicht gemerkt, da ich mir immer eingeredet hatte: »Stressige Zeiten sind ganz normal. Das kennst du doch. Einfach durchstehen. Es kommen auch wieder ruhigere Zeiten!« Das ist ein Glaubenssatz! Ich habe sehr wohl wahrgenommen, dass ich über meine Grenzen gehe. Doch mein Verantwortungsbewusstsein für mein Team und meine Familie waren stärker. Ich wollte allen gerecht werden. Deswegen ging ich über meine Grenzen, zum Teil bewusst und zum Teil unbewusst.

Dann kam auf einmal noch eine Gelenkentzündung in der Hüfte hinzu. Die Tour aber musste weiterlaufen. Und das bedeutete stundenlanges Stehen während eines Events. Ich konnte also mein Gelenk nicht schonen. Das Buch hatte ich immer weiter vor mir her- und hinausgeschoben, weil mir die Zeit und Kreativität dazu fehlte. Als ich dann realisierte, dass ich nur noch sechs Wochen bis zur Abgabe des Manuskriptes hatte und ich außer zwei Kapiteln nichts geschrieben hatte, wurde der Druck so groß, dass ich schließlich mit dem Schreiben begann. Doch es wollte einfach nicht fließen, und das war ich nicht gewohnt. Auch die Schmerzen waren sehr stark. Als sie in Hamburg während einer Veranstaltung schließlich nahezu unerträglich wurden, wurde mir nach einem langen, intensiven Gespräch mit meiner Freundin bewusst, dass ich meine Grenzen total vernachlässigt habe.

So beschloss ich zum ersten Mal nach zwölf Jahren, einen Event ausfallen zu lassen und mir Ruhe zu gönnen. Das Einzige, was ich machen wollte, war, jeden Tag zwei Stunden an dem Buch zu schreiben. Ich hatte am Anfang ein sehr schlechtes Gewissen. Doch als ich mich dazu entschlossen hatte, ging es mir gleich viel besser. Ich habe schließlich verstanden, dass ich weder meinem Team noch meinem Sohn noch meiner Freundin und vor allem mir selbst gegenüber nicht gerecht werden würde, wenn ich einfach so weitermachen würde. Ich wusste, dass die Entscheidung richtig war, und plötzlich floss auch der Text für das Buch nahezu wie von selbst. Mir war allerdings auch klar, dass diese Wochen eine sehr gute Vorbereitung waren für das Thema dieses Buches.

Wichtiger ist allerdings, sich bewusst zu machen, wie wichtig die eigenen Grenzen sind, sie immer wieder gut abzustecken und achtsam mit ihnen umzugehen. Auf keinen Fall darf man über sie hinweggehen. Zu dieser Achtsamkeit gehört auch, immer wieder Pausen einzulegen. Das Spannende dabei ist, dass plötzlich auch der Zeitdruck weg war, obwohl ich mir umfangreiche Pausen gegönnt und sehr aufmerksam auf meine Grenzen geachtet hatte. Ich wurde mit dem Buch sogar früher fertig als geplant. Die Schmerzen waren nahezu weg und alles kam wieder in Fluss.

Im Nachhinein weiß ich, dass ich in eine Falle getappt war, als ich mir vorgemacht habe, ich müsste nur noch dieses oder jenes schnell fertig machen, ohne zu merken, dass ich mich dabei mehr und mehr selbst verlassen hatte. Und ich habe zunächst auch gar nicht wahrgenommen, dass diese Grenzüberschreitung zum Thema Selbstliebe gehört. Heute bin ich unendlich froh und dankbar dafür, dass damit eine Art Test in mein Leben kam, bis ich realisiert habe, was da eigentlich passiert ist. Und dass ich es letztendlich doch noch gemerkt habe, verdanke ich auch meinem Umfeld, das mich in dieser schwierigen Situation sehr unterstützt hat. Ich bin sehr dankbar dafür, dass ich das erkennen durfte und dass ich mir selbst so viel wert war, einfach etwas abzusagen, auch wenn das in zwölf Jahren zum ersten Mal der Fall war. Als ich dann abgesagt hatte und mir eine Pause gegönnt habe, konnte ich die Situation sogar genießen.

Kaum ging ich in die Ruhe, kaum hatte ich viele Übungen aus diesem Buch wieder selbst praktiziert und mir meine Selbstliebe bewusst gemacht, hat sich auch mein Leben verändert. Ich habe mich von einigen Dingen und Menschen verabschieden müssen, was mich schlussendlich wieder mir selbst, meiner Familie, meinen Freunden und meinem Team nähergebracht hat.

Selbstliebe lohnt sich immer, glaube mir! Ich weiß, dass auch du es kannst! Nicht ohne Grund hältst du mein Buch in Händen. Deine Resonanz will dir das Zeichen geben, dass Selbstliebe bei dir ein Thema ist und dass jetzt der richtige Zeitpunkt ist, zu prüfen, zu reflektieren, anzupacken und aufzulösen, was deiner Selbstliebe im Weg steht. Sei es dir wert! Vertraue mir, du wirst reich beschenkt werden! Auch dein Umfeld wird erheblich davon profitieren. Selbst wenn es für die Menschen um dich herum am Anfang nicht leicht sein wird, wenn du dich zurückziehst und dich mit dir selbst beschäftigst, wenn du dir Zeit nimmst und dich um die Liebe zu dir selbst kümmerst. Am Ende wird auch dein Umfeld von deinem Änderungsprozess profitieren. Doch sei dir immer bewusst, dass du das Wichtigste bist! Du bist der wertvollste Mensch in deinem Leben! Du trägst die Verantwortung für dein Leben! Du bist der einzige Mensch, mit dem du dein ganzes Leben auskommen musst! Liebe dich! Ehre dich! Du hast es verdient!

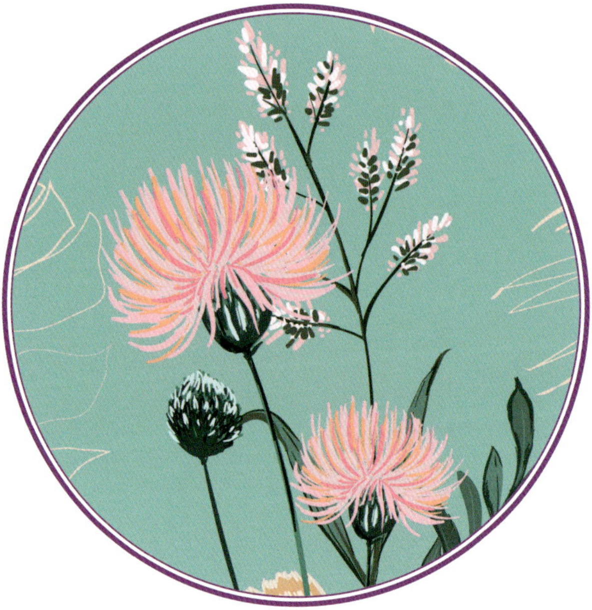

LOVE YOURSELF
LOVE YOURSELF
LOVE YOURSELF
LOVE YOURSELF
LOVE YOURSELF
LOVE YOURSELF
LOVE YOURSELF

Nachwort

Zunächst möchte ich mich bei dir bedanken für dein Vertrauen, und dass ich dich auf deinem Weg zu deiner Selbstliebe begleiten durfte. Ich hoffe, das Buch hat dich inspiriert, und du hast Freude an den Übungen bekommen. Selbstliebe ist ein sehr komplexes Thema. Die Gründe, warum der eine mehr und der andere weniger Selbstliebe empfindet, sind sehr verschieden. So wie jeder Mensch individuell und wunderbar ist, so individuell ist auch die Selbstliebe. Mir ist bewusst, dass dieses Buch im Grunde nur eine Inspiration ist, die dir dabei hilft, deine Selbstliebe mehr und mehr zu entdecken.

Ich habe bei meiner Persönlichkeitsentwicklung eines gelernt: Am Anfang kann es schmerzhaft, unangenehm sein, wenn einige Menschen aus deinem Leben gehen. Doch glaube mir, mit der Zeit wirst du mehr und mehr erkennen, dass sich dieser Prozess lohnt, dass es Spaß macht, wenn sich alles zum Positiven verändert und die Rückschläge und Downs immer kürzer werden und vor allem viel schneller aus deinem Leben wieder verschwinden. Ich liebe es, an mir zu arbeiten. Wenn es einmal zu Problemen kommt, nehme ich sie nicht mehr so schwer wie früher. Vor allem sind neunundneunzig Prozent aller Probleme sehr schnell gelöst, und man befindet sich sofort wieder auf dem Weg zur Selbstliebe. Ich praktiziere die Übungen regelmäßig, was sehr wichtig ist. Solltest du, aus welchen Gründen auch immer, die eine oder andere Übung nicht machen können, dann passe sie an deine Bedürfnisse an. Auch wenn ich mich wiederhole: Die Übungen und ihre Umsetzung sind das Wichtigste bei diesem Änderungsprozess. Das Buch einfach nur zu lesen, kann dir kurzfristig Inspiration geben, dir einen Mangel zeigen, einen Weg weisen, aber die wahre Veränderung vollziehst du nur, wenn du die Übungen auch wirklich durchführst.

Fast alle Übungen lassen sich in den Alltag integrieren. Auch wenn wir uns nicht kennen: Wenn ich weiß, dass dir mein Buch dabei geholfen hat, dich mehr zu lieben, dann bin ich unglaublich stolz auf dich! Du kannst mir das auch gern per Instagram mitteilen, falls du das Bedürfnis dazu hast. Dort poste ich täglich neue Inspirationen, die für dich hilfreich sein können. Mach dir bewusst: Selbstliebe lernt kein Mensch über Nacht. Es gibt auch kein Ende und kein Ziel, das man erreichen kann. Selbstliebe ist einfach ein bewusster Umgang mit sich selbst. Je mehr du dich liebst, umso einfacher und positiver wird dein Leben. Es ist ganz normal, dass es immer wieder einmal Phasen gibt, in denen wir aus der Selbstliebe fallen, in denen es uns schwerfällt, in der Liebe zu bleiben. Schließlich hat jeder auch einmal einen schlechten Tag. Doch lass es gerade in einer solchen Phase nicht schleifen. Bleib dran! Nimm den schlechten Tag an und gestatte ihn dir. Doch dann heißt es wieder aufstehen, weitermachen und wieder in die Liebe zu gehen! Du bist einmalig, auch wenn du das nicht immer so sehen kannst. Du bist ein göttlich geschaffenes Wesen. Manchmal können wir das nicht erkennen.

Du hast das Buch bis zum Ende gelesen, du hast die Übungen gemacht, du bist dran und entwickelst dich. Auch wenn das einige Zeit dauert: Es lohnt sich. Du hast es verdient, glücklich, zufrieden und voller Liebe zu dir selbst zu sein. Du wirst bei diesem Prozess auch sehr viel Liebe von außen geschenkt bekommen, es werden wunderbare Dinge in dein Leben ziehen, weil die Liebe zu dir selbst deine Resonanz und dadurch auch dein Leben verändert. Ich habe es an mir selbst und bei Tausenden von Seminarteilnehmern und Coachings erlebt. Wenn es bei diesen Menschen geklappt hat, dann klappt es auch bei dir! Wichtig ist nur, aktiv zu werden und nicht in der Theorie oder im Wunsch zu bleiben. Das ist der wahre Schlüssel zur Selbstliebe, zu Erfolg und zu Enjoy this Life®!

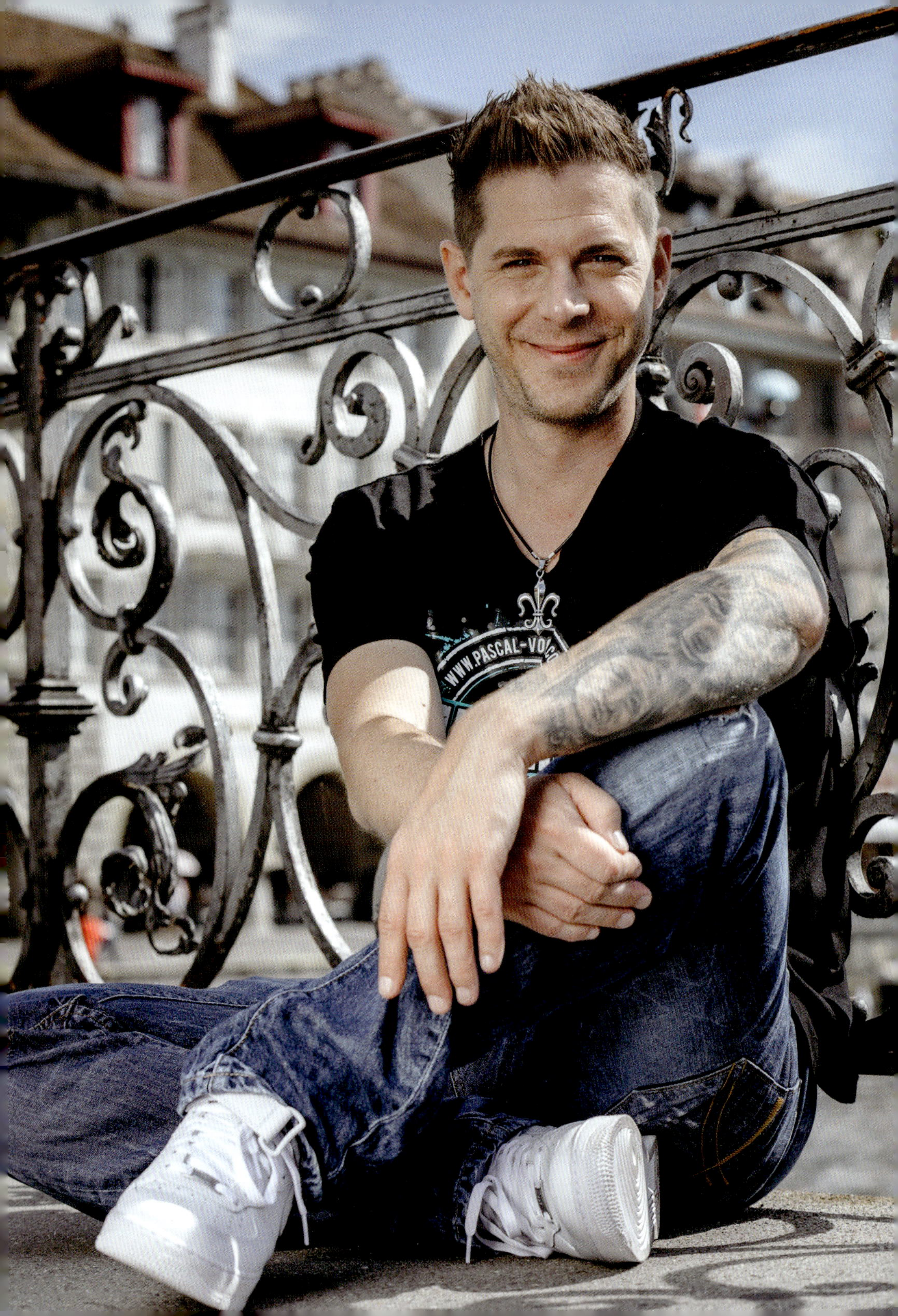

Über den Autor und Kontakt

Pascal Voggenhuber wurde 1980 in der Schweiz geboren und verbindet spirituelles Wissen mit einer humorvollen, bodenständigen Art. Er ist trotz seines jungen Alters heute schon eines der bekanntesten Psychic-Medien in Europa. Bekannt wurde er vor allem durch seine präzisen Jenseitskontakte zu Verstorbenen. Außerdem ist er ein beliebter Referent und Seminarleiter im In- und Ausland.

Seit 2007 hat er zwölf Bücher veröffentlicht, die alle in den Top Ten der Schweizer Sachbuch-Bestsellerliste platziert waren. Sein letztes Buch *Nachricht aus dem Jenseits 2.0* wurde sogar ein Spiegel-Bestseller. Seine Bücher wurden in mehrere Sprachen übersetzt.

2013 hatte Pascal Voggenhuber eine eigene TV-Sendung: *Das Medium – Nachricht aus dem Jenseits* in SAT1 Schweiz, die hohe Einschaltquoten erreichte.

2017 hatte Pascal Voggenhuber bei RTL eine dreiteilige TV Sendung bei *Punkt 12*.

Obwohl Pascal Voggenhuber schon immer geistige Wesen und Verstorbene gesehen hat, hat er sich intensiv über mehrere Jahre in der Schweiz und in England zum Medium ausbilden lassen. Er sieht es als seine Berufung an, den Menschen die geistige Welt wieder näherzubringen und zu zeigen, dass es ein Leben nach dem Tod gibt.

Pascal Voggenhuber ist der Begründer des Labels *Enjoy this Life*®. Damit möchte er den Menschen helfen, wieder mehr Freude am Leben zu haben und selbst Schöpfer ihres Lebens zu werden. Vielleicht möchtest du Pascal Voggenhuber einmal persönlich bei einem Event kennenlernen. Er bietet Vorträge, Seminar und Workshops in Europa an. Alle Informationen findest du hier: www.pascal-voggenhuber.com

Du erreichst Pascal auch über seine Socialmedia-Kanäle. Er ist vor allem auf *Instagram* sehr aktiv. Dort gibt es immer wieder Live-Video-Sessions, bei denen man ihm Fragen stellen kann. Auch auf *Facebook* ist Pascal Voggenhuber aktiv.

Außerdem findest du bei *iTunes* oder auf Pascals Homepage einen kostenlosen Podcast. Dort gibt es viele spannende Themen, wie zum Beispiel *Jenseits, Tod, Medialität und Lebensfreude.*

Für alle, die Spaß an Online-Kursen haben und mit Pascal Voggenhuber in Kontakt treten möchten, können wir die Enjoy this Life®-Community empfehlen. www.enjoythislife.de

An den Kursen der Enjoy-this-Life®-Community beteiligen sich Menschen, die ihr Leben selbst in die Hand nehmen möchten und die sich in der Gemeinschaft persönlich weiterentwickeln wollen. In der Enjoy-this-Life®-Community kann jeder sein ganz persönliches Potenzial entdecken und individuell fördern. Sie steht für mehr Lebensfreude, weil jeder es verdient, ein glückiches Leben zu führen. Sie ist voller Inspiration, weil Inspiration die Quelle unserer Kreativität und unserer kleinen und großen Entscheidungen ist. Entdecke mit Pascal Voggenhuber deine Medialität. Denn das Leben hält unendlich mehr bereit, als du dir vorstellen kannst.

- Enjoy this Life®-Onlinekurs
- Enjoy this Life®-Meditationskurs
- Enjoy this Life®-Intuition im Alltag
- Enjoy this Life®-Entdecke deinen Geistführer
- Enjoy this Life®-Aura sehen
- Enjoy this Life®-Medialitätskurs
- Enjoy this life®-Entzünde dein inneres Licht

Und vieles mehr!

Weitere Infos unter www.pascal-voggenhuber.com